助力劳动者
健康的**8**堂课

中国石油天然气集团有限公司党群工作部 / 编

石油工业出版社

图书在版编目（CIP）数据

助力劳动者健康的8堂课 / 中国石油天然气集团有限公司党群工作部编. -- 北京：石油工业出版社, 2021.12

　　ISBN 978-7-5183-4985-2

　　Ⅰ.①助… Ⅱ.①中… Ⅲ.①石油工业－职工－保健

Ⅳ.①R161

　　中国版本图书馆CIP数据核字(2021)第229042号

助力劳动者健康的8堂课

中国石油天然气集团有限公司党群工作部／编

出版发行：石油工业出版社

　　　　　（北京安定门外安华里 2 区 1 号100011）

　　　　　网址：www.petropub.com

　　　　　编辑部：（010）64523616　64522031

　　　　　图书营销中心：（010）64523731　64523633

经　　销：全国新华书店

印　　刷：北京中石油彩色印刷有限责任公司

2021年12月第1版　　2022年11月第3次印刷

710毫米×1000毫米　　开本：1/16　印张：7

字数：80千字

定价：48.00元

（如出现印装质量问题，我社图书营销中心负责调换）

前　言

　　职工是企业赖以生存和发展的基石，职工的身心健康和幸福指数是衡量企业高质量发展的重要标志。党和国家始终高度重视人民健康，习近平总书记指出，"没有全民健康，就没有全面小康"。近年来，中国石油天然气集团有限公司党组认真学习习近平总书记关于健康的重要论述和要求，高度重视职工健康工作。集团公司董事长、党组书记戴厚良多次强调做好关心职工身心健康工作，并多次亲自组织研究相关措施。2021年年初，集团公司专门下发了《中国石油天然气集团有限公司建设健康企业十项措施》，从健全健康责任体系、开展员工身心健康风险评估和健康幸福文化建设等各方面系统提出了要求和部署，推动职工健康工作全面深入发展。

　　党群工作部按照集团公司党组对做好关心职工身心健康工作的安排，结合"我为职工办实事"的实践活动，组织开展了"助力劳动者健康的8堂课"系列讲座，邀请了国内知名医学专家，围绕高尿酸血症、鼻炎、糖尿病和心血管病等常见病的防治，以及心理学和膳食营养学等健康科普知识，进行了专业讲座，给百万石油职工送去了一份贴心的健康指导。截至2021年11月底，观看讲座人数已达20万人次，受到广大职工的热烈欢迎。

很多职工要求将讲座内容整理成书，以便进一步学习。为了满足广大职工要求，党群工作部决定将8堂课的内容进行梳理编辑，集合成册。书中既有相关常见病的专业调理方案，也有日常饮食、运动等促进健康的实用方法等，每章都附有二维码，扫一扫，还可以收看本章专题微课。

　　本书由直属工会油缘工作室岳海林、季婧、李静雨、张笑尘、徐澈、邢帅等同志进行组稿，河北中石油中心医院杨洪涛副院长、王志凯医师专门进行了审读，在此一并表示感谢。

　　每个人都是自己健康的第一责任人。健康是我们做好工作和美好生活的基础和前提，没有健康，就没有一切。掌握身心健康知识是做好自身健康管理的第一步，希望大家认真学习，掌握科学方法，坚持健康生活方式，努力管理好自己的身心健康，提高自我保健和预防疾病的能力，使我们能在紧张繁忙的工作中，保持阳光的心态和健康的体魄，能享受到工作与生活给我们带来的无限乐趣，共同为集团公司的高质量发展做出更大的贡献。

中国石油天然气集团有限公司文件

中油发〔2021〕1号

关于印发《中国石油天然气集团有限公司建设健康企业十项措施》的通知

各企事业单位，总部各部门，纪检监察组，各专业公司：

现将《中国石油天然气集团有限公司建设健康企业十项措施》印发给你们，请结合实际认真贯彻落实。

中国石油集团公司

2021年2月1日

中国石油天然气集团有限公司建设健康企业十项措施

一、抓实健康企业创建，健全健康责任体系，建设符合标准的作业场所。

二、抓实全员定期健康检查，开展员工身心健康风险评估和心理健康服务，建立健康档案并实施科学指导干预。

三、抓实员工休息休假制度执行，严格遵守法规要求，科学合理安排特殊工种岗位员工轮休补休。

四、抓实员工健康状况与岗位适配度机制构建，制定特殊区域、特殊环境、特殊岗位工作的健康标准，合理安排员工上岗。

五、抓实健康幸福文化建设，广泛开展丰富多彩群众性文体活动，营造团结向上的企业氛围。

六、员工要增强健康责任意识，树立"每个人是自己健康第一责任人"的理念，主动关注健康、重视健康。

七、员工要提高身心健康素养，主动学习和了解职业病及常见疾病防治常识，提升个人防护、自救和互救能力。

八、员工要践行健康工作方式，遵守制度规程，规范使用职业病防护用品。

九、员工要践行健康生活方式，合理膳食、适量运动，倡导戒烟限酒、心理平衡。

十、员工要培养诚信友善的精神品质，建立良好人际关系，营造健康工作环境、和睦家庭氛围。

目　录

第八课　健康体检——身体健康的"预警器"

第一课

高尿酸血症
——不容忽视的健康杀手

　　不知你是否发现，身边患有痛风的亲人、朋友、同事越来越多，甚至年纪轻轻的自己竟也和痛风扯上了关系。而这背后的"元凶"竟然是高尿酸血症，高尿酸血症已成为继高血压、高脂血症、高血糖后的"第四高血症"。了解高尿酸血症是什么，弄清楚高尿酸血症的成因、危害，掌握预防及防治方法，让高尿酸血症和痛风从此"绕道"而走。

扫一扫，看微课

健康不能等，认识危险的"第四高"

主讲人：勾威教授

副主任医师，石油中心医院风湿免疫科主任

尿酸高了，千万别不当回事

高尿酸血症是困扰很多现代人的问题，但高尿酸血症究竟是什么病呢？实际上，这一切必须先从尿酸开始说起。

什么是血尿酸

尿酸是体内嘌呤代谢的最终产物，嘌呤是组成人体核酸（DNA和 RNA）的基本成分。血尿酸是指血液中的尿酸指标。

血尿酸的生理作用主要有如下三大作用。

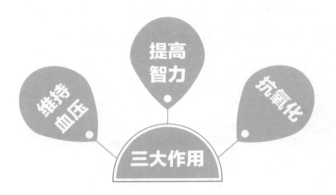

尿酸的来源及排泄

尿酸的来源分为内源性和外源性。

内源性尿酸是指通过体内氨基酸、磷酸核糖及其他小分子化合物合成的尿酸和核酸分解代谢产生的尿酸，约占体内总尿酸的 80%。

外源性尿酸是指从食物中的核苷酸分解而来的尿酸，约占体内总尿酸的 20%。血尿酸浓度的高低取决于体内嘌呤合成量、食入量和尿酸排出量之间的平衡状态。

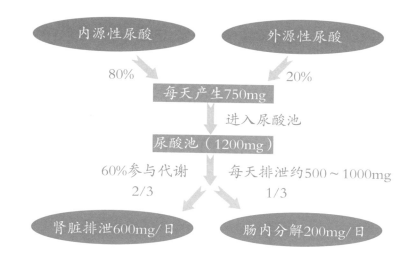

什么是高尿酸血症

在正常嘌呤饮食状态下，非同日两次空腹血尿酸水平较高（男性高于 420 μmol/L，女性高于 360 μmol/L），就是高尿酸血症。

高尿酸血症的形成受到多种因素的影响，与遗传、性别、年龄、生活方式、饮食习惯、药物治疗和经济发展程度等有关。

血尿酸超过正常范围，此时尿酸盐将会沉积在身体的骨关节等部位，进而可能引发痛风等病症。

尿酸是如何"超标"的

可能会有人问：我不常吃所谓的高嘌呤食物，为什么我的尿酸还是高？在查出高尿酸血症之后，我严格忌口，从不碰高嘌呤食物，但为什么尿酸还是降不下来？

其实尿酸"超标"是体内尿酸生成过多或排泄过少所致。

尿酸生成过多

从食物中摄入嘌呤过多或自身合成过多，都会导致嘌呤来源增加。

人体中嘌呤是时时刻刻都在合成的，即使从食物中完全不摄入嘌呤，人体内也有嘌呤产生。

嘌呤主要来源：摄入高嘌呤饮食、肥胖、肿瘤放化疗、造血组织疾病、激烈运动导致三磷酸腺苷（ATP）转化过多、酗酒导致三磷酸腺苷（ATP）转化。

尿酸排泄减少

很大一部分高尿酸血症者，是由于尿酸排泄减少导致的血尿酸水平升高。

尿酸排泄减少与代谢综合征、胰岛素抵抗等因素有关。表明高尿酸血症与生活方式、遗传基因等息息相关，即使他们严格控制饮食，往往还是不能避免高尿酸血症的侵扰。

尿酸排泄减少的因素：肾功能下降、肾小管尿酸分泌抑制、肾小管尿酸重吸收增加、药物影响、铅中毒肾病。

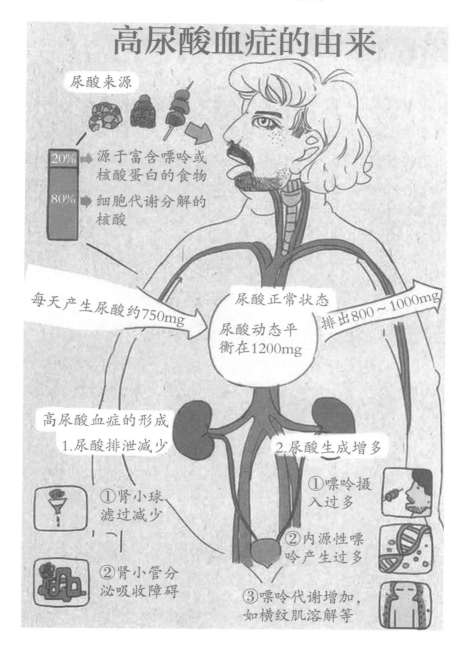

高尿酸血症的由来

尿酸来源

20% → 源于富含嘌呤或核酸蛋白的食物

80% → 细胞代谢分解的核酸

每天产生尿酸约750mg

尿酸正常状态

尿酸动态平衡在1200mg

排出800～1000mg

高尿酸血症的形成

1.尿酸排泄减少

①肾小球滤过减少

②肾小管分泌吸收障碍

2.尿酸生成增多

①嘌呤摄入过多

②内源性嘌呤产生过多

③嘌呤代谢增加，如横纹肌溶解等

没症状？不痛不痒更可怕

　　由于高尿酸血症本身不会引起明显的症状，许多人在体检时，虽然发现血尿酸增高，但是由于没有不适感，因此不加以注意。

　　值得警惕的是，血尿酸浓度增高已经在悄悄危害人体的健康，并可能导致痛风、肾结石、糖尿病等疾病，因此高尿酸血症又被称为"沉默杀手"。

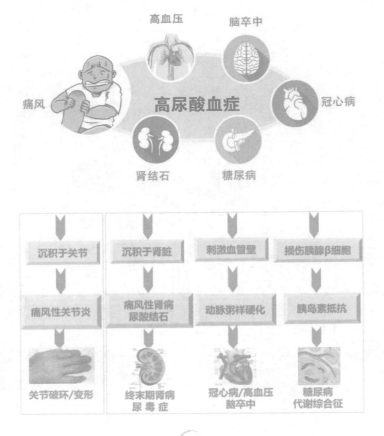

对心血管危害严重

大量研究结果表明，血尿酸水平升高会刺激血管壁，从而造成心血管方面的损害。血尿酸每升高 60 μmol/L（1mg/dL），对心血管的危害呈比例增加。

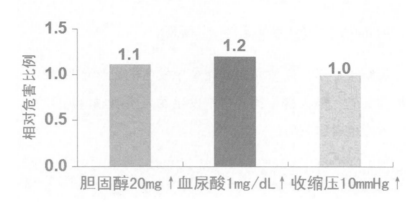

不同危险因素对心血管事件的影响比较

与代谢综合征显著正相关

血尿酸水平升高，代谢综合征发生率将明显增加。代谢综合征就是人体的蛋白质、脂肪、碳水化合物等物质发生代谢紊乱的病理状态。

通俗地说，就是多种代谢病症集一身，如肥胖、高血糖、高血压、血脂异常、高血黏、高尿酸、高脂肪肝等发生率显著提升。

糖尿病风险增加

普通人群中，血尿酸水平每增加 60 μmol/L，新发糖尿病的风险增加 17%。此外，高尿酸血症与糖尿病患者的周围神经病变也存在相关性。

高血压风险加大

血尿酸值是高血压发病的独立危险因素。

血尿酸水平每增加 60 μ mol/L，高血压风险增加 9%。

增加缺血性卒中的发生和死亡风险

分析结果显示，高尿酸血症使卒中发生的风险增加 42%。高尿酸人群与正常尿酸人群相比，卒中发生的风险明显增加 47%。卒中的死亡风险也增加 26%。

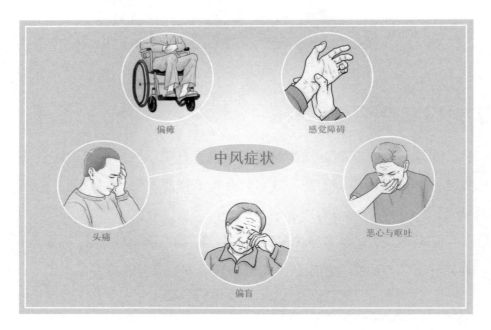

偏瘫　　感觉障碍　　头痛　　中风症状　　恶心与呕吐　　偏盲

导致慢性肾病的独立危险因素

血尿酸水平越高，发生慢性肾病的风险越大。

即使血尿酸在正常范围内，随着尿酸水平的升高，肾功能下降也非常明显。

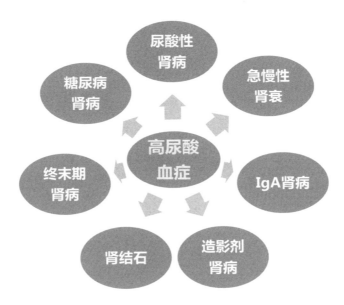

别让痛风变痛"疯"了

高尿酸血症是引起痛风的根本原因。高尿酸血症约有 10% 的概率发展成痛风，痛风与高尿酸血症直接相关。

什么是痛风

痛风是一种常见且复杂的关节炎类型，是嘌呤代谢障碍所致的一组异质性慢性代谢性疾病。各个年龄段均可能患上此病。

痛风的人经常会在夜晚出现突然性的关节疼，关节部位出现严重的水肿、红肿和炎症，疼痛感一般会持续几天或几周不等。

痛风的流行病学

痛风多见于中年男性，男女发病率约为 20 ∶ 1，女性发病率低，多发生于绝经后的女性。痛风有遗传倾向。40 岁左右是痛风的高峰发病年龄。

痛风分布在世界各地，受种族、饮食、饮酒、职业、环境和受教育程度等多种因素影响。

痛风的病程

1. 急性发作期

急性的关节疼痛多于数天或 2 周内自行缓解，正是"来如风去如风"。

2. 间歇发作期

很多人在急性痛风发作后 1 ～ 2 年内复发，反复发作后大量的尿酸盐晶体形成痛风石。

3. 慢性痛风石病变期

痛风石沉积到关节会造成骨质的破坏，产生慢性痛风石性关节炎。

痛风的发生

痛风是尿酸盐结晶引起的炎症反应。痛风性关节炎发作时尿酸可以不高。

嘌呤	· 丰盛可口的食物往往含有高嘌呤 · 大量的嘌呤分解成大量的尿酸
尿酸	· 血液中的尿酸饱和之后可以形成尿酸盐结晶 · 尿酸盐结晶沉积在关节、肾脏等器官
炎症	· 异物沉积引起体内炎症反应 · 炎症引起关节疼痛、肾绞痛等症状

痛风的临床表现

1. 无症状期（仅有血尿酸升高）

痛风无症状期的时间可长达数年或数十年，有些可能终身不出现症状。但随着年龄增长，痛风的患病率增加，并且与高尿酸血症的水平和持续时间有关。

2. 急性关节炎期

高蛋白高嘌呤饮食、饮酒、外伤、手术、感染、受寒以及劳累等容易引发痛风。

痛风发作时，关节处红、肿、热、痛，出现功能障碍。首发症状多见于第一跖趾关节（60% ~ 70%），其余依次为踝、膝、腕、指、肘，多发作于夜间或清晨，抗炎止痛治疗 3 ~ 5 天可迅速缓解。

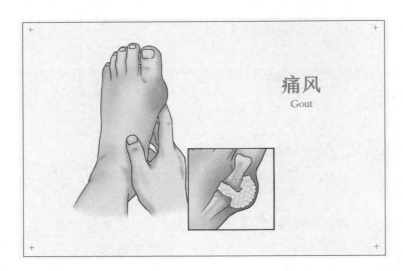

3. 痛风石及慢性关节炎期

痛风石又称痛风结节，是尿酸盐在皮下聚集形成的结晶。这些痛风石可造成痛性的、覆盖皮肤的结节，常见于关节软骨、滑囊、耳轮、腱鞘、关节周围组织、皮下组织和肾脏间质等处。

4. 肾脏病变

（1）慢性高尿酸血症肾病。早期有蛋白尿和镜下血尿，逐渐出现夜尿增多的情况，尿比重下降，最终由氮质血症发展为尿毒症。

（2）急性高尿酸肾病。短期内血尿酸浓度迅速增高，尿中有结晶、血尿、白细胞尿，最终出现少尿、无尿、急性肾功能衰竭而死亡。

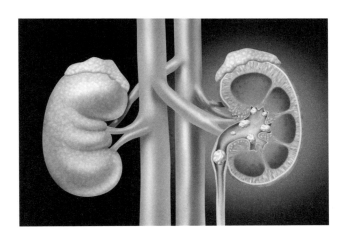

（3）尿酸性肾结石。20% ～ 25% 并发尿酸性尿路结石，多数患者有肾绞痛、血尿及尿路感染等症状，临床有腰痛、浮肿、高血压、轻度蛋白尿、尿呈酸性或血尿等表现。

尿酸高了不用怕，教你从此远离它

高尿酸血症及痛风的预防及治疗，需要合理控制饮食，摄入充足的水分，生活要有规律，适当参加体育活动，采取有效的药物治疗，定期进行健康体检等。

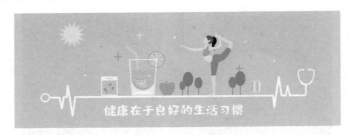

临床检查

高尿酸血症及痛风的临床检查主要项目包括血尿酸的测定、尿尿酸的测定、滑液检查、X 线检查等。疑难痛风的诊断要通过双能CT、微创针刀镜、关节超声等。

诱发因素

高尿酸血症及痛风的诱发因素有饮食因素、疾病因素和用药因素。

> ### 饮食因素
> 进食高嘌呤食物，如肉类、海鲜、动物内脏、浓的肉汤等，饮酒（尤其是啤酒）可使血尿酸水平增高。

疾病因素

　　高尿酸血症多与高血压、高血脂、动脉粥样硬化、冠心病、糖尿病伴发。

药物因素

　　服用过小剂量阿司匹林、袢利尿剂和噻嗪类利尿剂、环孢素 -A 等。易发人群为高龄、男性、肥胖、有痛风家族史、经济状况好的人。

血尿酸控制目标

　　血尿酸需长期控制在小于 360 μmol/L 的水平，以维持在尿酸盐的饱和点之下。有证据显示，血尿酸小于 300 μmol/L 将防止痛风反复发作，促进痛风石溶解。只要痛风急性症状缓解超过 2 周后，就可以考虑开始降尿酸。降尿酸药物连续使用不少于半年。血尿酸越低，痛风复发率越低。

调整食物结构

　　科学认识各种食物中的嘌呤含量，以调整食物结构，降低嘌呤的摄入量。

　　食物嘌呤含量：内脏＞肉鱼＞干豆坚果＞叶菜＞谷类＞淀粉＞水果。根据食物中嘌呤含量的高低，可分为四类食物。

第一类是嘌呤含量高的食物，每 100 克食物含 150 ～ 1000 毫克嘌呤，如下所示。

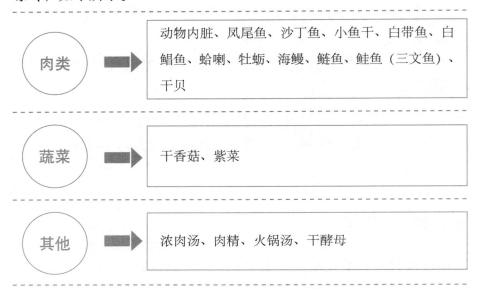

肉类	→	动物内脏、凤尾鱼、沙丁鱼、小鱼干、白带鱼、白鲳鱼、蛤蜊、牡蛎、海鳗、鲢鱼、鲑鱼（三文鱼）、干贝
蔬菜	→	干香菇、紫菜
其他	→	浓肉汤、肉精、火锅汤、干酵母

第二类是嘌呤含量较高的食物，每 100 克食物含 75 ～ 150 毫克嘌呤，如下所示。

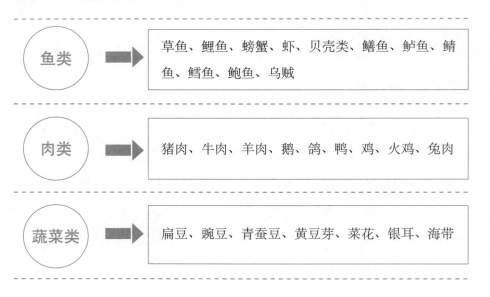

鱼类	→	草鱼、鲤鱼、螃蟹、虾、贝壳类、鳝鱼、鲈鱼、鲭鱼、鳕鱼、鲍鱼、乌贼
肉类	→	猪肉、牛肉、羊肉、鹅、鸽、鸭、鸡、火鸡、兔肉
蔬菜类	→	扁豆、豌豆、青蚕豆、黄豆芽、菜花、银耳、海带

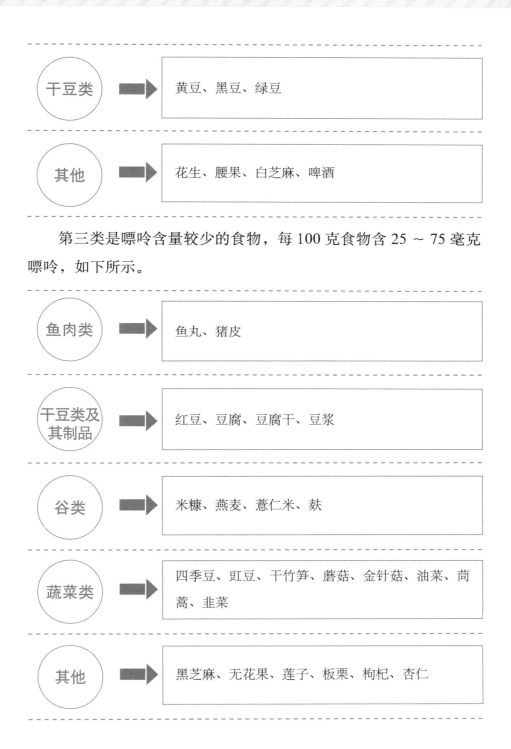

| 干豆类 | ➡ | 黄豆、黑豆、绿豆 |

| 其他 | ➡ | 花生、腰果、白芝麻、啤酒 |

第三类是嘌呤含量较少的食物，每100克食物含25～75毫克嘌呤，如下所示。

| 鱼肉类 | ➡ | 鱼丸、猪皮 |

| 干豆类及其制品 | ➡ | 红豆、豆腐、豆腐干、豆浆 |

| 谷类 | ➡ | 米糠、燕麦、薏仁米、麸 |

| 蔬菜类 | ➡ | 四季豆、豇豆、干竹笋、蘑菇、金针菇、油菜、茼蒿、韭菜 |

| 其他 | ➡ | 黑芝麻、无花果、莲子、板栗、枸杞、杏仁 |

第四类是嘌呤含量少的食物，每100克食物含 0 ~ 25 毫克嘌呤，如下所示。

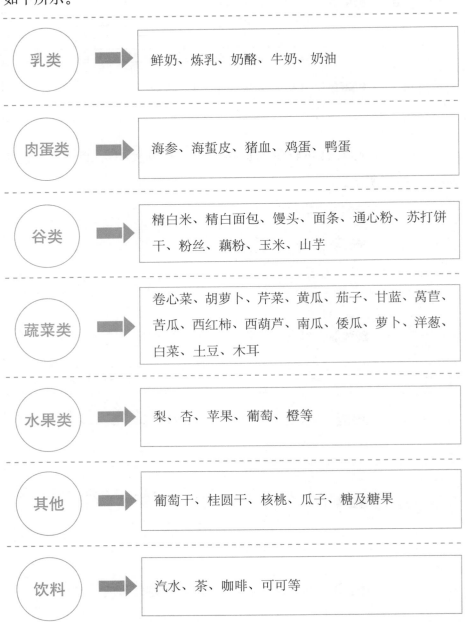

乳类	→	鲜奶、炼乳、奶酪、牛奶、奶油
肉蛋类	→	海参、海蜇皮、猪血、鸡蛋、鸭蛋
谷类	→	精白米、精白面包、馒头、面条、通心粉、苏打饼干、粉丝、藕粉、玉米、山芋
蔬菜类	→	卷心菜、胡萝卜、芹菜、黄瓜、茄子、甘蓝、莴苣、苦瓜、西红柿、西葫芦、南瓜、倭瓜、萝卜、洋葱、白菜、土豆、木耳
水果类	→	梨、杏、苹果、葡萄、橙等
其他	→	葡萄干、桂圆干、核桃、瓜子、糖及糖果
饮料	→	汽水、茶、咖啡、可可等

认知误区

1. 痛时治，不痛时不治

痛风防治的关键在于间歇期的长期维持治疗，包括合理饮食、适当运动，注重关节保护，使用降尿酸药物等。

2. 单纯止痛不治痛

短期内可能有效，但随之会出现不少副作用，甚至导致肾衰、尿毒症等严重后果。

3. 擅自加大药量

期望血尿酸水平在短期内降低，增加血尿酸与关节腔内的浓度差，导致急性痛风发作。

4. 仅需控制饮食就能防复发

控制饮食只是减少痛风发作的诱因，正确用药从源头上治疗才是根本。

5. 不懂非药物治疗的重要性

适当的饮食控制非常重要，避免短期内大量进食高嘌呤食物；适当的运动促进关节局部的血液循环。

健康提示

管住嘴、迈开腿、多喝水

高尿酸血症和痛风是不容忽视的健康杀手。

高尿酸血症的治疗目标：血尿酸值小于 360 μmol/L。

痛风患者的治疗目标：血尿酸值小于 300 μmol/L。

控制高尿酸血症，痛风可以治愈，主要遵循"三多、三少、二不"原则。

"三多"：多吃蔬果，多喝水，多运动

"三少"：少喝汤，少吃肉，少油盐

"二不"：不贪吃，不饮酒

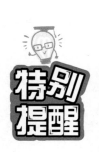

特别提醒

酒类是痛风重要的饮食危险因素，痛风患者应限制酒精的摄入，尤其是啤酒，也包括烈酒和红酒，避免过度饮酒。痛风关节炎急性发作期和慢性痛风石性关节炎患者应避免酒精摄入。

第二课

过敏性鼻炎
——远离反复发作的顽疾

你以为不停地打喷嚏、鼻塞、流鼻涕只是感冒？你以为眼睛干涩、流泪、红肿只是眼疾？你以为咳嗽、喉咙痒、哮喘只是简单的呼吸道疾病？有可能那是过敏性鼻炎找到你了！如果在日常生活中细心观察，有效防止过敏原侵入体内，相信你会游刃有余地摆脱过敏，不再受过敏性鼻炎的折磨。

扫一扫，看微课

如何防治鼻炎

主讲人：闫占峰

医学博士，副主任医师，北京中医药大学东直门医院耳鼻喉科主任

鼻子难受，是感冒还是过敏

过敏性鼻炎会影响工作、学习和生活。如果长期不进行治疗，超过三分之一的人会发展成哮喘，可能还会患上鼻息肉、鼻窦炎、分泌性中耳炎，甚至鼻咽癌的患病率都会大大增加。

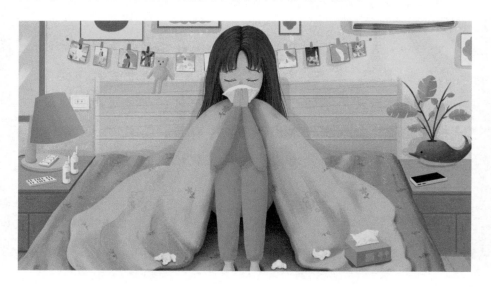

鼻痒

鼻痒是过敏性鼻炎主要的先发症状，除鼻痒外，咽喉、眼、耳、气管等处也可能有发痒症状。

鼻塞

在白天、天热、劳动或运动时鼻塞减轻，而夜间、静坐或寒冷时鼻塞加重。

头昏脑涨

由于出现交替性的鼻塞，从而易引起头昏脑涨，影响睡眠和工作。

嗅觉变差

因为长期出现鼻塞的情况，会导致患者的嗅觉明显减退。

流鼻涕

流鼻涕是过敏性鼻炎患者最常见的现象。鼻炎导致黏液产生过多，通常引起流涕，多为迅速大量涌出的清水样涕，有时为黏液涕。

伴发症状

过敏性鼻炎可导致患者出现呼吸障碍，引发血氧浓度降低，影响到其他组织和器官的功能与代谢，从而出现记忆力下降、胸痛、胸闷、精神萎靡等情况，甚至有的还会导致肺气肿、肺心病、哮喘等严重并发症。

中重度过敏性鼻炎的危害在于严重干扰正常的生活，如工作效率降低、学习成绩下降，影响睡眠等。因此，当发现轻度过敏性鼻炎的时候，我们就必须加以重视，否则随着时间的推移，将会出现多种并发症的严重后果。

你属于哪种鼻炎，快点"对号入座"

过敏性鼻炎是一个大家族，"兄弟姐妹"众多，包括急性鼻炎、干燥性鼻炎、干酪性鼻炎、药物性鼻炎、慢性鼻炎、萎缩性鼻炎、变态反应性鼻炎、过敏性鼻炎等。

急性鼻炎

急性鼻炎是由病毒感染引起的鼻腔黏膜的急性炎症性疾病，俗称伤风、感冒。症状包括鼻塞、流涕、发热等，病程通常在 7 ~ 10 天。四季均可发病，冬季更为多见。急性鼻炎是人类最常见的疾病，当机体由于各种诱因而导致抵抗力下降时，易于发病。

慢性鼻炎

慢性鼻炎是鼻腔黏膜和黏膜下层的慢性炎症性疾病，临床表现以鼻腔黏膜肿胀、分泌物增多、病程持续数月以上或反复发作为特征。慢性鼻炎又分慢性单纯性鼻炎、慢性肥厚性鼻炎。

干燥性鼻炎

一般认为干燥性鼻炎是长期受外界的物理或化学物质的刺激所致，如长期粉尘的机械性刺激，空气过热、过干的影响等，本病是一种常见的职业性慢性鼻炎。

萎缩性鼻炎

萎缩性鼻炎是一种缓慢发生的弥漫性、进行性鼻腔萎缩性病变，鼻腔黏膜，包括黏膜下血管、腺体、骨质等出现萎缩，特别是鼻甲会出现萎缩。

干酪性鼻炎

干酪性鼻炎及鼻窦炎表现为鼻腔或鼻窦内积聚恶臭的干酪状团块，日久侵袭周围组织和骨质，严重者可发生鼻部畸形，临床上较少见。

血管运动性鼻炎

血管运动性鼻炎又称血管舒缩性鼻炎，是一种由于神经系统功能紊乱或者外界刺激诱导的鼻黏膜炎症。

药物性鼻炎

药物性鼻炎多指患者长期不恰当的鼻腔用药，以及因治疗其他疾病而出现的药物副作用所导致的一种炎症反应。

过敏性鼻炎

过敏性鼻炎又称变应性鼻炎，是一种接触花粉、尘螨等易引起过敏的物质而导致的鼻炎，该种类型的鼻炎有一定的遗传倾向。

揪出原因，告别过敏困扰

任何疾病都有诱因，过敏性鼻炎也不例外。为了有效解决这一顽疾的困扰，我们需要先了解过敏性鼻炎的过敏原都是何方"妖孽"。

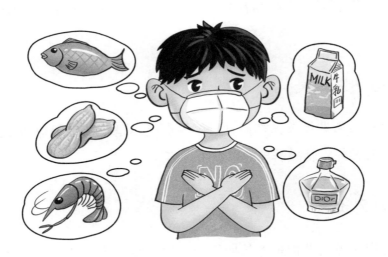

屋尘螨以及室内尘土

屋尘螨指的是以人体所脱落的皮屑为食物，在卧室的地毯、沙发、床铺等家具上寄生的螨虫。如果过敏性体质的人接触到了屋尘螨，那么很可能会诱发哮喘、湿疹以及过敏性鼻炎。而屋尘螨也是目前世界上所认可的"最厉害"的过敏原之一。

室内的尘土也属于主要的过敏原之一，其中包括人体脱落的皮屑、食物残渣、宠物皮毛和脱屑、花粉、植物和棉花纤维等。

霉菌

空气是我们生存不可或缺的物质，而空气中的一些霉菌及其分支也属于主要的过敏原之一，包括青霉、交链孢霉属、毛酶、黑根霉、曲霉等。尤其要指出的是交链孢霉属，它算是空气中传播量最大，同时致敏性最强的一种霉菌了，可以在很多沿海地带、湿润多雨地带以及海拔地势较低的地方滋生，夏季更加严重。

花粉

花粉主要是通过风作为媒介来致敏的，一些可以被风带走传播的花粉都可能成为过敏原，比如禾本科植物、百慕大草、蒿属、豚草以及六月草等。这些植物都有自己比较固定的花期，可以根据花粉的飘散季进行更具体的划分。

食物中的过敏原

以上所列举的属于吸入性过敏原，而某些食物则是食物性过敏原。

能够致敏的食物有很多种，比如鱼、虾、蟹、贝类、桃子、杧果、菠萝、辣椒、扁豆等，甚至食物里面的添加剂都可能引起过敏。因此如果平时出现了过敏反应，应该及时进行过敏原的检测，这样能够明确地知道患者对什么食物过敏，日后进行针对性的预防即可。

过敏性鼻炎，预防才是关键

面对过敏性鼻炎这一不分季节，随时有可能来骚扰的不速之客，我们应该怎么预防呢？

过敏性鼻炎的最主要预防原则是尽量减少或避免与过敏原的接触。

避免接触过敏原的措施主要有加强室内通风，经常清洁家具和电器表面的灰尘，勤清理床垫、窗帘、沙发套、枕头、被褥及地毯等，同时家中避免养宠物。

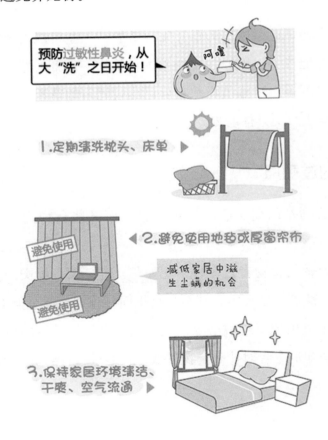

◀ 4.避免种植会开花的植物

减少由花粉所
引起的鼻敏感

避免种植

5.避免接触动物的
毛发及皮屑 ▶

避免接触

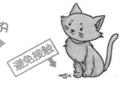

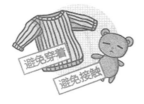

避免穿着

避免接触

◀ 6.避免穿着羊毛
衣物及接触毛公仔

7.一些化学物品的气味会刺激鼻黏膜，
使病情恶化，要一概杜绝 ▼

化妆品　　　油漆　　　樟脑丸　　　杀虫剂

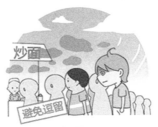

炒面

避免逗留

▲ 8.尽量避免逗留在人多的地方

9.若前往人流较为密集
的场所，应戴口罩 ▶

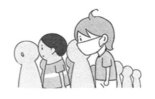

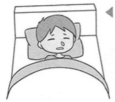

◀ 10.每天保证充足的休息时间

精神压力、紧张情绪、过度疲劳都容易诱发鼻敏感

11.均衡饮食 ▶

除非对某种食物敏感，否则毋须特别戒口

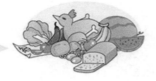

12.避免接触冰冷的食物，每天补充大量水分，少饮用含乳制品的饮料 ▼

 避免　 补充　 牛奶少饮

小贴士

鼻塞常常会造成双眼下眼窝靠近鼻子的地方充血

洗澡时顺便吸一吸蒸气三分钟，可缓解鼻塞哦！

吸气

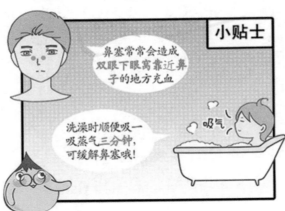

妙招分享

如何改善过敏性鼻炎的症状，接下来为大家支三招。

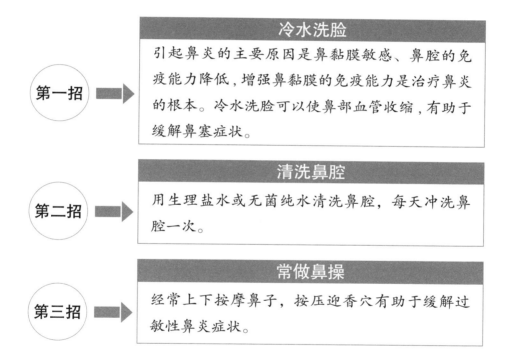

第一招 → **冷水洗脸**
引起鼻炎的主要原因是鼻黏膜敏感、鼻腔的免疫能力降低，增强鼻黏膜的免疫能力是治疗鼻炎的根本。冷水洗脸可以使鼻部血管收缩，有助于缓解鼻塞症状。

第二招 → **清洗鼻腔**
用生理盐水或无菌纯水清洗鼻腔，每天冲洗鼻腔一次。

第三招 → **常做鼻操**
经常上下按摩鼻子，按压迎香穴有助于缓解过敏性鼻炎症状。

以上方法一定程度上能促进血液循环，有助于鼻部血管收缩，减少局部淤血，对缓解鼻炎症状有好处。

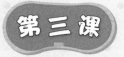

糖尿病
——摆脱"甜蜜"的负担

　　糖尿病在古代又被叫作消渴症，主要表现为烦渴、多饮等症状。如今糖尿病也被称作"甜蜜"的负担，然而它非但不甜还有些烦人。利用中医的方法有针对性地吃主食和水果，挑选饮品，将帮助你不因糖尿病而降低生活品质，并且让血糖稳定地降下来。

扫一扫，看微课
中医体质辨析及糖尿病调养

主讲人：王世东
主任医师，博士生导师，北京中医药大学东直门医院内分泌科主任

糖尿病的危害有多大

糖尿病对人类健康有极大的危害，而且这种危害是在不知不觉中发生的。糖尿病患者应该了解糖尿病带来的负面影响，进而重视自己的身体管理。

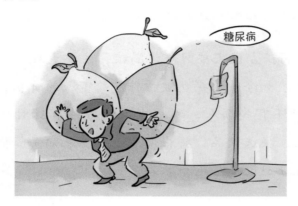

对肾脏的危害

因为高血糖、高血压及高血脂都会导致肾小球微循环滤过压异常升高，促进肾病的发生和发展。早期表现为蛋白尿、浮肿，晚期表现为肾功能衰竭，这是糖尿病最主要的死亡原因。

对心脑血管的危害

心脑血管伴随症状是糖尿病致命性伴随症状。主要表现在主动脉、冠状动脉、脑动脉粥样硬化，以及广泛小血管内皮增生及毛细血管基膜增厚的微血管糖尿病病变。

对周围血管的危害

糖尿病患者由于血糖升高，可能引起周围血管病变，主要以下肢动脉粥样硬化为主，导致局部组织对损伤因素的敏感性降低和血流灌注不足，在外界因素损伤局部组织或局部组织感染时较一般人更容易产生溃疡，最常见的部位就是足部，也称糖尿病足。

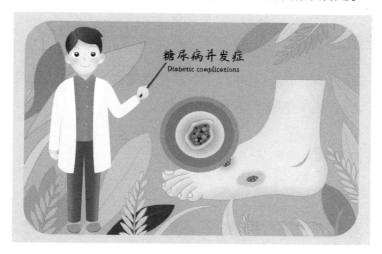

对神经的危害

糖尿病神经病变是糖尿病最常见的慢性并发症之一。以周围神经病变和自主神经病变最常见。

对眼睛的危害

高血糖状态损害视网膜血管，导致血管闭锁，视网膜组织缺氧，从而出现病理改变。糖尿病视网膜病与糖尿病性白内障为糖尿病危害眼球的主要表现。轻者可使糖尿病患者的视力下降，重者可引起失明。

对物质代谢的危害

由于糖尿病患者胰岛素相对或绝对缺乏，导致体内糖代谢严重紊乱，脂肪及蛋白质分解加速，酮体大量产生，未及时氧化，肺和肾也未及时调节排出酮体，血酮浓度明显增高，出现酮症酸中毒和高渗性非酮症昏迷，病死率极高，需紧急救治。

急性伴随症状

糖尿病患者抵抗力下降，很容易引起感染，常见感染包括呼吸道感染、肺结核、泌尿系统感染和皮肤感染。

乳酸性酸中毒

乳酸性酸中毒病死率极高，需紧急救治。

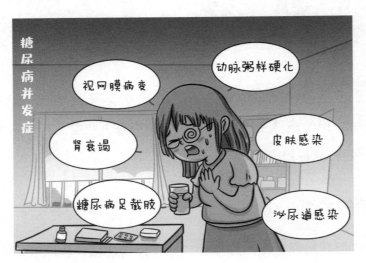

此外，糖尿病还容易引起胃肠功能紊乱、尿潴留、尿失禁、男性阳痿、女性月经失调、性冷淡等病症，指甲、口腔、牙齿、骨关节等亦可发生病变，糖尿病的危害性不容忽视。

糖尿病的中医防治原则

中医讲究整体观念、辨证施治和因人施治。在中医防治糖尿病的过程中,一般将人体当作一个统一体,因人而异地分析治疗,能够有效改善临床症状,整体调节糖脂代谢,有效防治并发症。

中医认为,糖尿病的共性是热与虚,有的也以肾阴虚多见,阴虚则生内热,燥热则伤阴津,所以糖尿病患者常常津液不足,具体表现为口干舌燥、喜饮、盗汗等。同时,因心阴、脾阴、肺阴、胃阴的不足而出现一系列临床症状,到了晚期,阴虚日久导致脾肾阳虚,临床上又出现了虚寒之症,糖尿病患者的血管及神经并发症则多属于气滞血瘀之症。

中医针对糖尿病的主要治疗方法包括清热润燥、滋阴补肾、活血化瘀等,这些方法除了能减轻症状、治疗并发症之外,还有轻度的降糖作用。

糖尿病防治有一个非常知名的"二五八"方案,"二"即两个防治目标,健康和长寿。"五"即五项观察指标,包括血糖、血脂、血压、体重和临床症状与心、脑、肾、眼底、足等相关指标。"八"即糖尿病的八种治疗措施,包括三项基础治疗措施,分别是饮食、运动、心理;五项选择性治疗措施,分别是中医药、口服降糖药、胰岛素、针灸按摩、气功。

轻松降血糖，要找对方法

糖尿病患者在治疗糖尿病过程中要积极进行常规检查、药物治疗和运动保健，同时，也要对饮食进行合理调整。

阳明胃热体质

这类体质的人，可用清泄的方法降糖。

中医食疗指导：适合食用苦瓜、苦菊菜、鱼腥草、拌酱草等苦味的菜，可饮用绿茶。

少阴肾虚体质

这类体质的人，可用补肾的方法降糖。

中医食疗指导：适合食用西洋参、枸杞子、黑芝麻、黑米、黑大豆、百合、黄芪、桑叶、桑麻丸、女贞子、沙苑子等。

厥阴肝旺体质

这类体质的人，可用清肝的方法降糖。

中医食疗指导：适合喝苦丁茶、桑叶茶、菊花茶、槐花茶、决明子茶等，蔬菜和主食适合食用芹菜、白萝卜、胡萝卜、黑芝麻、燕麦、莜麦、荞麦、玉米、芋头等。

少阳肝郁体质

这类体质的人，可用疏肝和胃的方法降糖。

中医食疗指导：多喝三花疏肝茶（月季花、玫瑰花、绿萼梅花），疏肝和胃，还可食用香鱼儿、佛手瓜等。

太阴脾虚体质

这类体质的人，可用清补的方法降糖。

中医食疗指导：适合食用人参、山药、莲子、白术、黄精、葛根、芡实、南瓜、牛肉等。

经验分享

在日常锻炼过程中，糖尿病患者需根据自身体质状况和习惯合理选择运动方式。

中国传统的太极拳、八段锦等运动比较适合糖尿病患者练习，有利于其身心健康。

阳明胃热体质之人，运动量要适当加大。

少阴肾虚体质、太阴脾虚体质和厥阴肝旺体质之人，运动量不宜太大，可以内养功为主，配合太极拳等。

少阳肝郁体质之人，运动量不宜太大，可以练习大雁功，应注意动静结合，以动为主。

阳光心态
——带着好心情享受工作

你也许有过这样的体验：难以适应工作环境的改变，面对工作时拖延症发作，心里有事导致彻夜辗转难眠。这些压力无处不在，面目多变，但你需要的是见招拆招、满血复活的阳光心态，这是一种能让我们处于平和、温暖、有力、向上的心态，也是一种能帮助我们实现身心和谐的心态，有了阳光心态，便可以积极、乐观地面对生活和工作中的压力。

扫一扫，看微课

阳光心态，快乐工作

主讲人：杨霞

资深心理专家，北京协和启迪心理咨询中心主任

我们为什么会"压力山大"

　　万物皆有源，压力也不例外，要想很好地摆脱压力的消极困扰，我们首先应该了解它的来源，进而减少它的产生。

来自工作方面

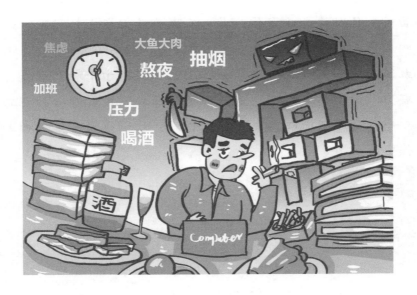

　　1. 工作量超负荷

　　当工作任务超出工作时间内应承担的工作量时，身体和精神上都会产生疲惫、紧张等反应。

　　2. 工作环境不安全

　　当工作处于危险的环境中，身体健康或生命安全面临危险，会产生担忧、恐惧等心理。

3. 岗位变动频繁

由于工作频繁调动，导致对当前业务不熟悉，会产生不自信、自卑或其他消极情绪。

来自家庭方面

1. 单身压力

对单身的人来说，孤独和困惑会给其带来一定的压力。

2. 恋爱压力

对于恋爱中的人来说，当恋爱关系不能进一步发展，或对当前的恋爱关系产生疑惑想法时，会出现焦灼情绪。

3. 婚姻压力

对已婚的人来说，抚育子女、照顾老人、经济困难等会带来生活压力。同时，夫妻间感情不和也会给双方带来情感压力。

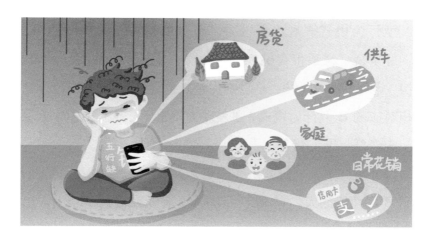

性格决定命运，更决定你的健康

心理学家研究发现，人的性格与健康密切相关，性格对健康的影响有 4 种方式。

第一，某种性格可能会导致某种疾病的出现。

第二，某种人格可能是由某种疾病引起的。

第三，性格可能是一个知觉过滤器，是对疾病结构的一种独特反应。

第四，性格可能是一个显示器，影响与疾病有关的生理机制。

以下主要介绍四种性格及相应的改变方式。

A 型性格

A 型性格的人性格急躁，比较好强，遇事容易冲动、紧张，经常会为一些小事生气，情绪的反应比较强烈。

A 型行为模式表现为个性强、过分的抱负、强烈的竞争意识、固执、好争辩、说话带有挑衅性、急躁、紧张、好冲动、大声说话、做事快、走路快、说话快、总是匆匆忙忙、富含敌意、具有攻击性等。与之相对应的 B 型行为模式，则表现为安宁、松弛、随遇而安、顺从、沉默、声音低、节奏慢等。

国内外的许多调查研究已经证明：A 型性格的人冠心病发病率明显高于 B 型性格的人。在 1977 年国际心肺及血液病学会上，已确认

A 型行为模式（也称 A 型性格）是引起冠心病的一个重要的危险因素。

A 型性格的改变方法

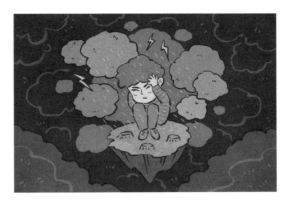

A 型性格的人要降低自己的控制欲，放手让别人去管理事情。努力去改善自己的人际关系，获得更多人的支持。日常生活中试着放慢心情，放慢生活和工作的节奏。

在工作中，A 型性格的人要注重合作而不是竞争。在工作和学习中，要学会享受过程而不是争做第一。在学会放松的同时，培养工作以外的兴趣爱好，修炼自己，让胸怀更宽广。

抑郁型性格

中度或重度的抑郁症患者，经常对自己不满，对生活不满，悲观绝望，失眠或嗜睡，食欲下降，不愿参加社交活动，思维迟钝，反应缓慢，注意力不能集中，厌世并有自杀念头。抑郁型性格就是在行为模式中带有强烈的抑郁情绪。

抑郁情绪会导致肾上腺激素和肾上腺皮质激素分泌增加，降低免疫系统的功能，从而使人更容易患病，如患冠心病、哮喘、头痛和溃疡病等。另外，长时间的厌食、饮食不规律、缺乏锻炼以及睡眠紊乱等也会诱发生理疾病。同样，疾病带来的紧张焦虑也会诱发抑郁症，例如，当慢性腰部疼痛超过两年时，就易导致严重的抑郁症。

抑郁型性格的改变方法

抑郁型性格的人一定要积极肯定地看待周围的人和事，不要用消极的眼光去看待世界。

在和人交往的过程中，要用欣赏的眼光去看待他人，多发现别人的长处。为避免在孤独的环境中产生消极的情绪，可以多参加社交活动，并定期进行身体训练和户外活动，发现世界的美好。此外，一定要让自己坚持工作，充实自己的时间。遇事多往积极的方面设想结果，不过分消极看待问题。为了丰富自己的世界，可以培养自己的兴趣爱好，充分利用闲暇时光，充盈自己的生活。如果抑郁的症状比较严重，很难通过自身调节进行改善，一定要及时寻求心理医生的帮助。

癌症型性格

癌症型性格的人，为人比较自卑，遇事忍气吞声，容易心情紧张，面对矛盾以及事情，有鸵鸟心态，第一反应是回避、忍让。

调查发现，克己、压抑、焦虑、易怒、抑郁、无助、敌视、完美主义、过分为别人着想等性格与癌症有关。外界社会的压力作用于有上述性格的人会使其产生抑郁、愤怒和悲观的情绪，影响内分泌的正常调节，造成肾上腺激素和肾上腺皮质激素分泌增加，使免疫功能下降，产生肿瘤。病情诊断结果又使这样性格的人更加压抑和愤怒，造成恶性循环，严重可导致死亡。

即使最好的药物，对那些已经丧失生存信念的人也不会起太大作用，而且焦虑、害怕、绝望、压抑会加速疾病的恶化。而希望、自信、放松和勇气，可以促使身体的防御系统正常工作。

癌症型性格的改变方法

　　癌症型性格的人要学会用健康的方法宣泄内心的愤怒。对于眼前的事情，学会顺其自然不苛求自己，放过自己就是对自己最大的救赎。同时追求率真的自己，不要过分压抑自己的想法，该发表意见时要讲出来。也要进行适当的运动，通过运动消耗自己内在的情绪，可以起到排解的作用。在生活和工作中，要学会享受当下，不过分压榨和强迫自己。学会面对自己，接受自己的不足，承认它，甚至忽略它。最后要学会幽默，保持幽默，不仅能改善自己的心情，也能给他人带来欢乐。

神经质性格

　　神经质性格的人会在紧张压力之下出现神经官能症，如焦虑症、恐怖症、强迫症、抑郁症、癔症等。心理学家研究发现，不良的性格组合是造成神经官能症的重要原因。例如内向、敏感、多疑、固执、自卑、急躁、完美主义、犹豫不决、自尊心过强、以自我为中心、过分关注别人对自己的评价等，这些性格组合在一起，容易导致神经官能症。

神经质性格的改变方法

　　神经质性格的人要学会对情绪和思想采取顺其自然的处理方法，接受自己的恐惧和焦虑。有些事无力改变，就顺其自然，有些事可以改变,就想办法行动。日常生活中要和家人及朋友保持良好的关系，获得心理上的理解和支持。同时，坚持工作并培养工作以外的兴趣爱好，比如锻炼和旅游。在日常思考、工作和人际交往中，懂得抛开自己，不要以自我为中心，拓宽自己的胸怀和格局。

工作压力如何影响身心

面对沉重的工作压力，有的人会觉得腰酸背痛、无精打采，有的人会感到神经衰弱、食欲不振，还有的人觉得干什么都没意思，浑身没劲儿。这种症状被称为慢性疲劳综合征，是日益加快的生活节奏和充满竞争的工作压力造成的。

专业研究表明，工作压力大会给人的认知、情感、行为带来一系列的危害，是影响生理健康和心理健康的重要因素，也是影响工作效率、人际交往、生活质量的重要因素。

工作压力对人心理的影响

（1）焦虑、紧张、困惑和急躁；

（2）疲劳感、生气、憎恶；

（3）情绪敏感和反应过敏；

（4）压抑、抑郁；

（5）沟通效果变差；

（6）退缩和忧郁；

（7）孤独感和疏远感；

（8）烦躁、不满；

（9）精神疲劳；

（10）注意力涣散；

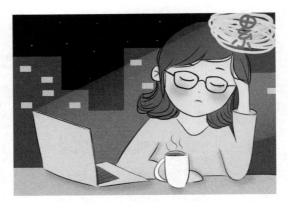

（11）缺乏自发性和创造性；

（12）自信心不足。

工作压力对人生理的影响

（1）心率加快，血压增高；

（2）睡眠障碍；

（3）肠胃失调，溃疡；

（4）容易意外受伤或死亡；

（5）身体疲劳；

（6）心脏疾病；

（7）汗流量增加；

（8）皮肤功能失调；

（9）头痛；

（10）癌症；

（11）肌肉紧张；

（12）肾上腺激素和肾上腺皮质激素分泌增加。

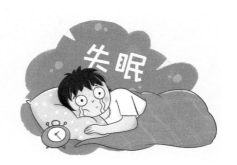

工作压力对人行为的影响

（1）拖延和避免工作；

（2）工作表现差；

（3）酗酒和吸毒行为增加；

（4）工作效率低；

（5）去医院次数增加；

（6）为了逃避，饮食过度，导致肥胖；

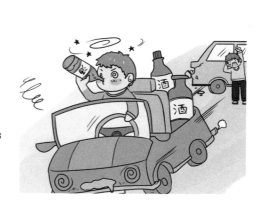

（7）由于胆怯，吃得少，会伴随抑郁；

（8）没胃口，瘦得快；

（9）冒险行为增加，包括不顾后果地驾车和赌博；

（10）侵犯别人，破坏公共财产，偷窃；

（11）与家人和朋友的关系恶化；

（12）自杀和试图自杀。

向阳而生，学会情绪管理

情绪管理能力高的人，能够理解情绪的本质，自主控制自己的情绪，时刻生活在轻松快乐的心境中，生活在幸福之中。情绪管理能力可以通过学习而不断提高。

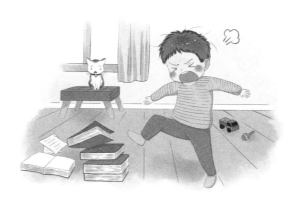

情绪管理包括"对人"和"对己"两个方面。"对己"包括感知、认识、理解、表达、控制、应付自己的情绪，"对人"包括感知、体会、辨认、应对他人的情绪。

一个人不仅要学习管理自己的情绪，还要学习如何面对他人的情绪。情绪管理的初级目标就是做情绪的主人，终极目标是寻找内心快乐的源泉，不受外在的人、事、物的影响，随时随地处于自在、安详、快乐的心境中。

管理情绪的方法一：转移法

1. 做事转移法

人的情绪容易受到外在的事物与场景的影响，所以，外在的事物和场景发生改变，情绪也会随之改变。当我们觉察到自己的情绪不佳时，可以选择做一些自己喜欢的事情，或者做一些能让自己专心投入的事情，来分散注意力，将不愉快的心情暂时忘记，例如看喜欢的书、找小孩子去玩、做义工、做园艺、养宠物、睡觉等。感觉是随行为而动的，当事情做完时，坏心情也消失了。

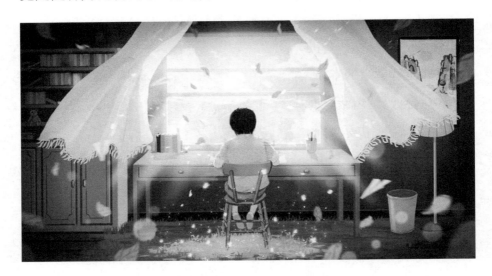

2. 运动转移法

当我们感到心情低落、沮丧、精神不振时，可以选择去做运动，加速身体的新陈代谢，促进身体快乐放松的激素分泌。研究发现，让一组抑郁症患者服药四个月，另一组每周运动三次，每次 45 分钟，连续四个月，两组的结果都有明显改善。六个月后，运动的一组效果更好。

3. 环境转移法

当我们觉察到自己的情绪不好时，也可以单纯地转移所处的环境来转变我们的情绪，例如去海边散步、郊外骑车、登山、旅游等。

4. 暂时搁置法

这个方法在处理人与人之间强烈的矛盾冲突时，能起到良好的转移作用，暂时离开，找其他地方冷静下来再处理。

5. 深呼吸法

深呼吸法可以使肌肉放松，转移不良情绪，主要包括腹式呼吸法、握拳呼吸法和呼吸调理法。

管理情绪的方法二：理性思维法

理性思考是指对自己的身体、情绪或事情有正面帮助的想法或思考方法。非理性思考不仅对事情没有实质性帮助，而且只会产生没有必要的负面情绪。

我们的想法和思维方式往往遵从一个惯性，每个人的惯性都不同，有些惯性是消极的，一旦形成恶性循环，我们就成了外在处境的奴隶。

理性思考的关键在于找出自己的思维定式和情绪反应模式，然后根据理性思维方式去改变它。

管理情绪的方法三：全然接受法

1. 全然感受

观察呼吸，观察肚子起伏，扫描身体。

2. 全然接受

只要我们接受自己的情绪，不需要抗争、压抑、抗拒它，情绪自然就会转变。

例如，有些人在内心深处无法接受自己的某种特性，或者在内心深处缺乏自信，认为自己能力低，因此遇到事情就容易焦虑或害羞。在焦虑情绪出现后，又害怕别人知道，于是拼命压抑自己的焦虑情绪，出现不自在或惊慌失措的行为，为了掩饰惊慌又易怒和不友善。这一切都源自不接受自己的个性、能力和情绪，造成恶性循环。

3. 全然享受

从正面的感受来体会内心快乐的源泉。

每当我们面对某种人、事、物，心里产生某种好看、好听、好闻、好吃的感觉时，把眼睛闭上，静静地、非常投入地、忘我地、忘记事物本身地去感受自己的感觉，把自己深深地融入那种感觉。如果你抓住了要领，美妙的感觉会越来越强烈，你会发现，任何美妙、快乐、幸福的感受都来自我们的内心深处。

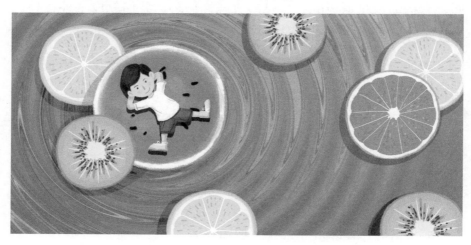

管理情绪的方法四：音乐疗法

音乐治疗是一个系统的干预过程，在这个过程中，利用音乐体验的各种形式来帮助患者达到健康的目的。

不同的音乐可以让人的生理产生不同的反应，音乐的节奏也可以明显地影响人的行为节奏和生理节奏，例如影响人的呼吸速度、运动节奏等。另外，不同的音乐可以引起各种不同的情绪反应。

对于音乐而言，最重要的交流意义是非语言的。音乐可以帮助人们建立起良好的医患关系，而这一关系正是治疗成功的基本动力。

疗愈音乐推荐

（1）维瓦尔第：为充满紧张压力的喧嚣尘世带来宁静和美好。帮助消化。

（2）巴赫：催眠和抚平哀伤。用音乐帮助入眠。

（3）海顿：镇静、疗伤和止痛。

（4）莫扎特：治疗抑郁症、慢性疲劳、头疼和学习障碍。

（5）贝多芬：使人振奋。

（6）肖邦：教你表达爱情，抒发浪漫情怀。

（7）舒曼：用音乐让你的左脑休息。

（8）克拉拉：用音乐抚平暴戾。

（9）勃拉姆斯：让你快乐、充实、不孤单。

（10）拉赫玛尼诺夫：走出人生的瓶颈，再造灵感。

（11）柏辽兹：教你幻想。

（12）柴可夫斯基：优美的芭蕾胎教。

（13）普罗科菲耶夫：用音乐讲故事，开发婴儿智能。

（14）舒伯特：再造病童的春天。

（15）斯美塔那：开启自闭儿童的心智。

（16）帕格尼尼：超级技艺防老化。

（17）拉威尔：使病人残而不废。

（18）门德尔松：温馨，使人得到安宁。

（19）韦伯：调节血压，治疗心脏病。

（20）施特劳斯：圆舞曲瘦身。

慢性病
——如何做到"未病先治"

　　中医认为"上工治未病"，意思是高明的医生防病于先，在疾病尚未表现于外时就有预见性地予以调治。慢性病已经成为人类健康的主要威胁，我们在日常生活中要加强自我健康管理，做好"治未病"的准备。远离慢性病，最好的医生其实是我们自己，保持良好的生活习惯，有效扫除健康路上的危险。

扫一扫，看微课
健康不能等，提升自我健康管理能力

主讲人：郑旭东
航空总医院主任医师，健康管理中心主任

别让慢性病"缠"上你

《健康管理蓝皮书：中国健康管理与健康产业发展报告（2018）》显示，中国慢性病发病人数超 3 亿，慢性病已成为危害健康的头号杀手。

什么是慢性病

慢性病是指病理变化缓慢或不能在短时期内治好的病症。

慢性病的特点是起病隐匿，病因复杂，病程长（大于 3 个月），疾病后期的致死、致残率高。

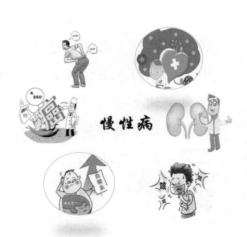

慢性病的种类

慢性病包括慢性传染性疾病和慢性非传染性疾病，我们经常讲的慢性病主要指慢性非传染性疾病，常见的慢性病包括心脑血管疾病、恶性肿瘤、慢性呼吸系统疾病、糖尿病和口腔疾病等。

提高健康素养，防范慢性病

实际上，许多慢性病的诱发因素和风险因素都可以通过加强自身健康管理得到有效的遏制。加强自身健康管理，80% 以上的心血管疾病和糖尿病都可以避免，40% 以上的癌症也可以预防。

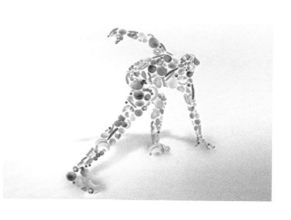

做好自我健康管理要从饮食调节、运动保健等多角度同时着手，保持身心的健康状态。

定期进行健康体检

慢性病具有起初临床症状轻、病程长的特点，一部分病人往往在出现严重并发症就诊时才发现，这给慢性病的初期控制带来了一定困难。因此，我们有必要进行定期健康检查，以便早期发现，早期治疗，防止病情加重和并发症的发生。

保持健康的生活方式

限制过多脂肪、刺激性食物和盐的摄入，限量饮酒，多摄入蔬菜水果，开展适量的体育锻炼，及时接种疫苗，如乙肝疫苗、流感疫苗、肺炎疫苗等。

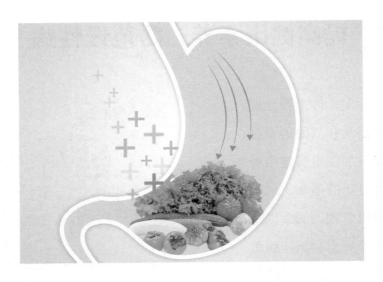

坚持科学的体育运动

科学运动对心血管、呼吸系统、运动系统、消化系统、神经系统、心理、代偿功能等均能产生有益影响。科学运动能够减少心血管疾病的风险，缓解心血管疾病的症状；能够有效控制和降低患者血糖水平，改善糖耐量，提高胰岛素敏感性；能够降低乳腺癌、结肠癌和前列腺癌等癌症的发病风险；能够改善骨骼结构，提高机体钙质吸收；能够控制体重，改善生理功能紊乱，降低其他慢性病风险。

远离慢性病，赶紧动起来

　　运动是远离慢性病的重要法宝，缺乏运动会导致脂肪大量增加，从而增加至少 20 种慢性疾病的患病风险。建议每天进行体育锻炼，降低患上慢性疾病的风险。

　　然而，运动也要因人而异，不同的运动训练会产生不同的效果。常见的运动训练共分为五类，分别是抗阻训练、有氧运动、柔韧性训练、神经系统训练和竞技性运动。

抗阻训练

　　抗阻训练是力量训练的一种，是一种可以有效增肌健身的运动。从训练目的来看，抗阻训练主要是针对肌肉力量，增加肌肉的爆发力，通过改变训练组数、次数、休息间隔的方式来提升运动效果。

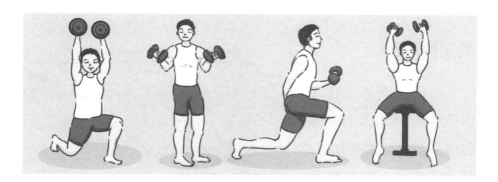

　　抗阻训练可以起到显著增长肌肉力量和体积，增加骨密度及预防骨质疏松症等慢性病，改善心脏功能，提高血脂代谢水平，降低

心血管疾病死亡率的作用。

比较常见的抗阻运动包括俯卧撑、深蹲起、举哑铃等。

有氧运动

有氧运动是指主要以有氧代谢提供运动中所需能量的运动方式。有氧运动能锻炼心、肺功能，使心血管系统更有效、快速地把氧气传输到身体的每一个部位。

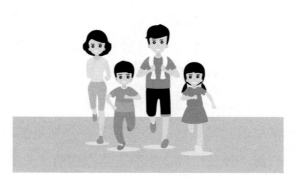

通过规律的有氧运动锻炼，可以使人体心脏功能更强，脉搏输出量更多。一个心肺功能好的人可以参加较长时间的有氧运动，且体能恢复也比较快。

常见的有氧运动包括步行、骑自行车、水中有氧运动、跳舞、慢跑、游泳、打篮球等。

柔韧性训练

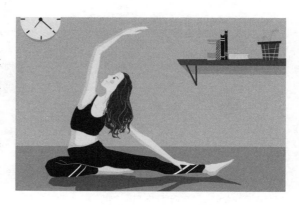

柔韧性训练主要是训练肌肉（筋膜）和一些包围关节组织的柔韧性，帮助人们在运动中保持或恢复一种伸展能力。

经常做柔韧性练习可以保持肌腱、肌肉及韧带等软组织的弹性。当人体的柔韧性得到充分锻炼后，关节的活动范围将明显加大，关节灵活性也将增强。这样我们做动作会更加协调、准确、优美，同时在体育活动和日常生活中可以减少由于动作幅度加大、扭转过猛而产生的关节、肌肉等软组织的损伤。

神经系统训练

神经系统训练有助于提高人体的功能稳定性，避免受伤，能够有效改善注意力状况，还可以提高休息调整能力和记忆力，协调左右脑均衡发展等。

中老年人通过适当的神经系统训练和多种体力活动（如太极、瑜伽）可以提高控制身体的能力（如保持平衡、灵活性、协调性），这样既可以保持身体机能，也能降低跌倒的风险。

竞技性运动

由于竞技性运动对身体素质条件要求较高，一般不建议慢性病患者参与过于激烈的竞技性运动。

运动虽然可以促使血液循环、增强抵抗力，但是这并不能说明任何形式、任何强度的运动都对健康有益，尤其是慢性病患者，应该科学合理地选择运动方式。

运动处方推荐

糖尿病患者的运动处方

建议糖尿病患者选择有氧、抗阻和柔韧性的运动，根据身体状况选择运动时长，并且形成良好的运动习惯。

运动频率一般以 1 周 5 天为宜，具体视运动量的大小而定，如果每次的运动量较大，可间隔 1 ~ 2 天，但不要超过 3 天，如果每次运动量较小且身体允许，则每天坚持运动最为理想。

要注意的是：每次运动前应有 5 ~ 10 分钟的准备活动时间，运动后至少有 5 分钟的放松时间。

超重和肥胖患者的运动处方

对于肥胖者来说，建议有氧运动每周达到 5 天以上，抗阻运动 2 ~ 3 天以上，柔韧性运动 2 ~ 3 天以上。如有条件，可在专业减肥教练指导下进行运动。

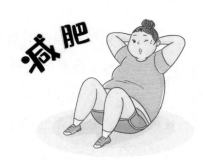

高血压患者的运动处方

高血压患者可选择每周 5 ~ 7 天的有氧运动，每周不连续的 2 ~ 3 天的抗阻运动，或者每周 2 ~ 3 天的柔韧性运动。运动的前提是一定要注意自己的状态，不可操之过急。

第六课

心血管病
——健康从"心"开始

　　心血管疾病已成为健康的重要敌人，各种病症的显现与心血管都有密切的关系。心血管保健对预防早发心血管病和心血管突发疾病具有非常重要的意义。让我们从生活的方方面面入手，从健康的生活方式做起，使血管保持年轻，从而拥有一颗健康的心脏。

扫一扫，看微课

关注健康，关爱心血管

主讲人：胡大一

心血管内科专家，博士生导师，国家和北京市突出贡献专家，
国际欧亚科学院院士

警惕心血管病找上门

随着社会的发展和生活节奏的加快，人们的压力不断增加，饮食变得不规律，不良生活习惯也越来越多，导致冠心病等心血管疾病持续增加。

心血管疾病主要是由于血管硬化和老化所导致。心血管疾病在50岁以上中老年人的群体中具有高患病率、高致残率和高死亡率的特点。目前，心血管疾病不光在中老年人群中比较普遍，在年轻人群中的发病率也在逐年上升。全世界每年死于心脑血管疾病的人数高达1500万人，居各种死因首位。所有人都不能对心血管疾病掉以轻心。

那么，心血管疾病具体有哪些危害呢？

猝死

心血管疾病分很多种类型，比较常见的就是冠心病。冠心病是由于心脏血管硬化，无法提供足够的血液和氧所导致的。冠心病往往发病比较迅速，会使患者措手不及，直接导致患者猝死。

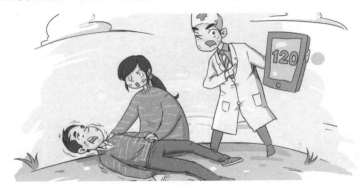

血栓

心血管疾病大多是由于血管壁硬化或者血液黏稠度增高所导致的，血液当中的沉积物过多就会形成血液凝块，而血液凝块过多就会使血管堵塞，形成血栓。

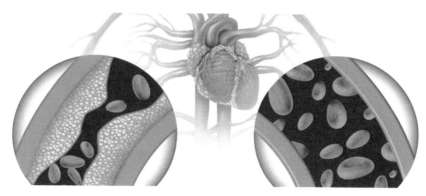

血栓会使血液流通不畅，从而导致患者出现半身不遂等症状，严重者会使患者死亡。

全身并发症

随着心血管疾病的不断加重，患者身体上的很多器官都会受到不同程度的损伤。肺部缺血会出现肺部感染；而肝脏由于长期的淤血缺氧，会出现肝硬化；高血压会造成肾衰竭。这些并发症会严重危害到患者的身体健康，会给患者的生活带来很大的影响。

心血管有问题，千万别大意

无论是农村还是城市，心血管疾病让中国人的心脏变得异常脆弱。

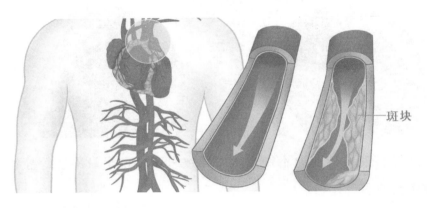

斑块

常见的心血管疾病有以下几大类。

冠心病

冠心病是常见的一种心血管疾病，由于血管硬化狭窄，血液不能正常的流通，导致红细胞不能及时输氧，从而引起心肌缺氧，诱发冠心病。冠心病患者会出现胸闷、心悸、气短等呼吸不顺的症状，并且伴随心前区疼痛以及紧缩样疼痛，尤其在受寒、劳累、受刺激后症状明显。

心绞痛是比较常见的冠心病分型之一，按照发作的频率和严重程度，可以将心绞痛分为两大类，分别是稳定型心绞痛和不稳定型心绞痛。

稳定型心绞痛症状相对轻一些，是指发作一个月以上的劳力性心绞痛，在使用硝酸甘油急救药物之后可以缓解绞痛症状。

不稳定型心绞痛往往是急性心肌梗死的前兆，当服用急救药物还是无法缓解时，需要立即送医院治疗。

肺源性心脏病

这种疾病简称肺心病，主要是由慢性支气管炎、阻塞性肺气肿、支气管哮喘、肺结核等呼吸道疾病发展而来，严重的患者会出现呼吸衰竭和心力衰竭的症状。肺心病会引起心脏右室肥大，是一种死亡率非常高的心血管疾病。

高血压、高血脂、高血糖

高血压、高血脂、高血糖也就是我们常说的"三高"，"三高"的患病率现在越来越高了，且容易引起各种并发症，对我们的健康危害极大。"三高"会导致血管血流不正常，影响红细胞的正常运行，提高了心血管疾病的发病概率，所以需要注意。

远离心血管病的正确打开方式

预防心血管疾病，应加强对血压、胆固醇等病前因素的控制，通过积极预防可大大降低患病概率，促进患者康复，使身体保持理想的健康状态。

运动处方

运动是良医，运动是良药。

美国心脏学会声明："有氧能力"应被列为"临床生命指征"，以预测评估健康风险。有氧代谢运动有独特的、不可替代的效果，能够改善心脏功能，增强肺功能，增强骨骼密度，预防骨质疏松。同时有氧代谢运动还有助于减肥，缓解压力，改善心理状态。

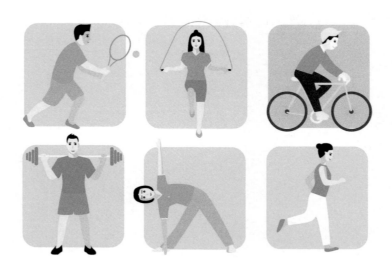

运动的方式有很多，如跑步、游泳、乒乓球等。远离心血管疾病，走路是最好的运动方式。每天应至少运动一次，连续运动不少于 30 分钟，每周确保运动 5 天。同时，运动过程中要注意心率，心率应保持在 170 减去年龄的数值，如 50 岁的人，运动心率应该保持在 120 左右。

当然，在选择运动类型的过程中，要考虑频率、强度和时间期限，加强运动和医疗手段的结合，能够明显提升效果。

营养处方

心血管疾病的另一个干预手段就是营养控制，通过个体化医学营养治疗、营养评估、营养诊断、营养干预来治疗心血管疾病。

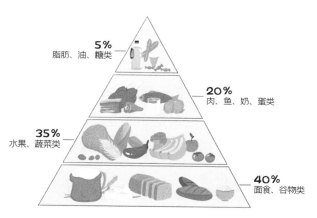

在营养干预过程中，要进行合理饮食、科学搭配。首先，不要吃得过饱，吃饭八分饱就够了，要控制好总量。其次，食物要多样化，以谷类为主，多吃蔬果、奶类、大豆，适量吃鱼、禽、蛋、瘦肉，少盐少油，控糖限酒。最后，饮食和运动保持平衡，控制好自身的体重。

心理处方

在心血管疾病的治疗上，要重视"双心治疗"，即关注心脏，重视心理。

医病先医"心"，60% ～ 90% 的疾病与精神心理有关。通过调查发现，急性冠脉综合征与焦虑抑郁构成正比，心理问题在心血管疾病人群中发生率较高。对患有心理疾病的人来说，可以通过有效的手段进行干预治疗，比如助人为乐、与人为善可以增加自己的愉快感和自豪感。

此外，管理好睡眠能够给自己一个良好的精神状态。睡眠时间每天不要少于 6 小时。

戒烟处方

吸烟与心肌梗死有正相关联系，吸烟会诱发血管内或支架内血栓，导致急性心肌梗死和心脏猝死。

同时，吸烟和二手烟都对心血管有损伤，能够加重病变。目前，对吸烟者来说，戒烟是非常有效的治疗心血管疾病的方式之一，戒烟能够减少有害物质对心血管的刺激，减轻心血管的压力。任何年龄戒烟均可获益。

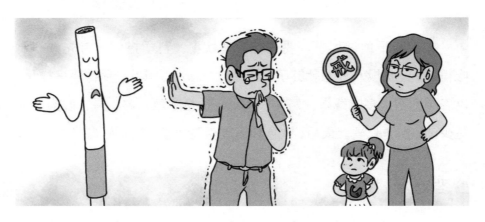

药物处方

对于患有心血管疾病的患者来说，在选择用药的时候要使用有预防作用的药物控制危险因素，不能在没有医生指导的情况下私自用药。

健康三字经

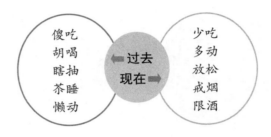

傻吃　胡喝　瞎抽　荼睡　懒动　过去
现在　少吃　多动　放松　戒烟　限酒

管住嘴　　迈开腿

零吸烟　　多喝水

好心态　　莫贪杯

睡眠足　　别过累

乐助人　　心灵美

家和睦　　寿百岁

第七课

高血压
——餐桌上有降压"高手"

　　大量研究表明，高血压病的发生、发展和膳食选择存在密切联系。除遗传因素外，超重和肥胖、过量饮酒、高钠摄入、低钾饮食、低钙摄入等是高血压的重要诱发因素。规律且均衡的饮食，是保持健康的根本原则之一。通过膳食调节，有效控制高血压，相信任何人都能做到！

扫一扫，看微课

高血压膳食干预

主讲人：王燕芳

北京大学临床研究所副所长

为什么很多人越吃越不健康

俗语说："病从口入"。随着人们生活方式的改变，膳食结构也在不断变化，不合理饮食行为的普遍存在，导致高血压发病率不断攀升。据多项调查报告显示，膳食营养与高血压之间具有紧密的正相关联系。

营养是食物中含有的营养素被身体吸收并发挥作用的过程。人体自身一般不产生营养素，人体所必需的营养素有 7 大类，即碳水化合物、脂肪、蛋白质、水、矿物质、膳食纤维素和维生素，这些营养素必须由我们吃的食物来供给。

碳水化合物

碳水化合物所含的氢氧比例为 2∶1，和水一样，故称碳水化合物。碳水化合物亦称糖类化合物，是自然界存在最多、分布最广的一类重要的有机化合物。葡萄糖、蔗糖、淀粉和纤维素等都属于碳水化合物。面粉、大米都含有大量的碳水化合物。

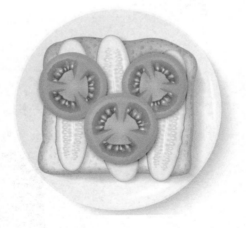

碳水化合物的作用主要是供给能量、构成细胞和组织、节省蛋白质、维持脑细胞的正常功能等。

脂肪

食物中的脂肪主要指"油"和"脂肪"，一般把常温下是液体的称作油，常温下是固体的称作脂肪。猪油、牛油、奶油都是脂肪。花生油、菜籽油、炒菜用油都是油类，它们不含有饱和脂肪，所以不能凝固。脂肪是构成细胞的成分，能为人体提供能量，是人体贮存能源的物质。

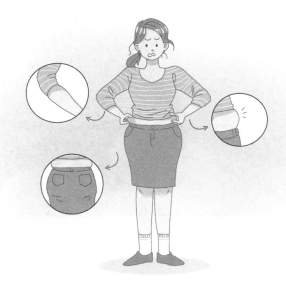

油炸食品、加工的肉类食品、肥肉、动物内脏、奶油制品、比萨、奶酪、烧烤、冷冻的甜点、冰激凌雪糕都含有大量脂肪，甚至是反式脂肪酸。这些食物不是说绝对不能吃，只是吃的频率不要太高，要控制摄入量。

蛋白质

蛋白质是人体生命活动的物质基础，为生长发育、细胞修复、细胞更新提供能量。奶、蛋、肉、鱼、鸡、鸭等动物蛋白质，营养价值较高，为优质蛋白质。植物蛋白质因所含必需氨基酸种类不够全面，素食者必须补充一些其他的东西，来确保摄入足够的蛋白质和氨基酸。如米、麦和黍类植物蛋白质缺少赖氨酸（一种必需的氨基酸），但大豆蛋白质的必需氨基酸含量较为丰富，可以进行互补。

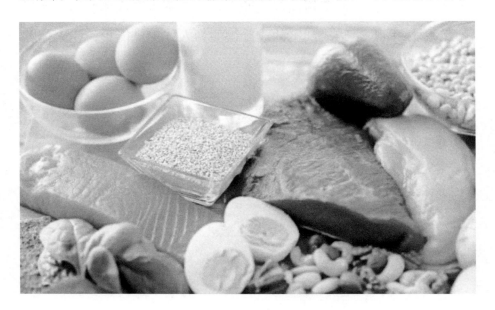

水

水在人体组织中的比重达 60% 以上，负责运输体内的营养和废物。人在没有食物的情况下可以存活好几天，但是没有水，很快就会造成肾脏以及其他器官的损伤而死亡。水的重要性不言而喻。

矿物质

矿物质在人体内的总量不及体重的 5%，也不能提供能量，但是在人体组织的生理作用中发挥重要的功能。矿物质在体内不能自行合成，必须由外界环境供给。如镁是维持代谢的重要元素，主要来源于蔬菜和粮食；钾的重要作用是传递神经信号，促进肌肉反射，维持正常的心率以及酸碱平衡，参与蛋白质、碳水化合物与热能的代谢，参与碳水化合物和蛋白质的合成；钙是骨骼、牙齿、发育所必需的物质；钠要参与水的代谢，维持体内酸碱平衡，是胆汁、胰腺液体、汗液的组成部分，参与心肌神经功能调节。

膳食纤维

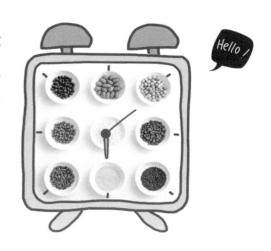

膳食纤维就是在人体中不能被消化道分解，也不能被人体吸收的一种物质。虽然膳食纤维不能被人体吸收，但对身体有一定的利用价值，人体靠大量的膳食纤维才能清除肠道的毒素和垃圾。

维生素

维生素是维持身体健康所必需的一类有机化合物。这类物质在体内既不是构成身体组织的原料，也不是能量的来源，而是一类调节物质，在物质代谢中起重要作用。这类物质由于体内不能合成或合成量不足，即使人体需要量很少，但也必须由食物供给。人体一共需要 13 种维生素，如维生素 A、维生素 B、维生素 C 等。

如果每天三餐的营养分布很合理，一天食物可以达到 12 种之多，人体就可以得到各种必需的营养素。但如果饮食结构不合理，则会成为高血压的重要致病因素。

不想血压升高，就要改变膳食习惯

膳食调节是改善高血压的重要手段，通过改变膳食习惯来改善血压，副作用小，效果佳。高血压的膳食干预原则包括："四高"，少食多餐，饮食清淡，油脂选择适当，少盐少糖。

"四高"

多摄入高钾、高镁、高钙、高膳食纤维的食物。

少食多餐

要遵循少食多餐原则，不要一顿饭吃太饱。高血压患者一定要控制热量摄入，吃一些低热能的食物。补充蛋白质时要注意动物性蛋白跟植物性蛋白各占一半。

饮食清淡

高血压患者的晚餐一定要清淡，如果饮食太油腻就会增加中风的概率。

油脂选择适当

高血压患者在食用油的选择上要多选择富含维生素 E 以及亚油酸的油。

少盐少糖

要远离咸菜、火腿、腊肉等腌制食物，还要远离甜食。

血压居高不下，找出"罪魁祸首"

据相关数据统计发现，中国人平均食盐量达 10.5 克以上，远高于《中国居民膳食指南（2016）》建议的 6 克，居全球之首。

人通过吃含盐的食物摄入钠，大多数人能将多余的钠通过尿液排泄掉，此外出汗也会流失钠。不过，大约 20% 的人有遗传性钠潴留问题，这会造成水潴留和血压升高。高血压患者需要在生活中减少高钠食物的摄入。常见的高钠食品包括调料、主食、速冻食品、罐头食品、熟食、零食等。

调料

10 毫升酱油中含有 230 毫克钠，10 毫升番茄酱中含有 100 毫克钠，10 毫升蛋黄酱或沙拉酱中含有 120 毫克钠。

主食

米饭和纯面粉基本上不含钠，但是很多常见的加工过的主食都是钠的隐藏来源。含钠的食物不一定是咸的，1 个馒头、1 片面包或一块纯蛋糕含有 100 毫克左右的钠，而 1 块芝士蛋糕含有 260 毫克左右的钠。

速冻食品

盐最早是用来帮助食物保鲜的，速冻食品保质期通常较长，都会加入很多盐。在日常饮食中一定要注意食品成分表，比如 1 块比萨的钠含量约为 600 毫克。

罐头食品

和速冻食品一样，罐头食品在制作的时候也会加入很多盐，即便是吃起来不咸的水果或蔬菜罐头也含有钠，所以尽量选择新鲜食材。

熟食

熟食和豆制品含钠量非常高，6 片火腿基本含有 1000 毫克钠。

零食

有些零食的钠含量也很高。100 克坚果中的钠含量可能达 1000 毫克，所以应该尽量选择无盐或者少盐的零食。

健康饮食，给血压装个"稳压器"

为指导人们合理补充营养，中国营养学会提出了食物指南，并形象地称之为"4+1营养金字塔"，即每日膳食中应当包括"粮、豆类""蔬菜、水果""奶和奶制品""禽、肉、鱼、蛋"四类食物，以这四类食物作为基础，适当增加"盐、油、糖"。

"金字塔"的第一层是最重要的粮谷类食物，它构成塔基，应占饮食中的很大比重。每日粮、豆类食物摄取量为250～400克，粮食与豆类之比为10：1。

第二层是蔬菜和水果，在"金字塔"中占据了相当的地位。每日蔬菜和水果摄入量为250～450克，蔬菜与水果之比为8：1。

第三层是奶和奶制品，用以补充优质蛋白和钙，每日摄取量为300克。

第四层是动物性食品，主要提供人体所需的蛋白质、脂肪、B族维生素和无机盐。禽、肉、鱼、蛋等动物性食品每日摄入量为100～200克。

"金字塔"塔尖为适量的油、盐、糖。

以上推荐的膳食结构，并非一味强调什么不能吃，而是鼓励大家吃更多种类的食物，实现多种营养素的搭配，全方位地改善健康状况以达到降血压的目的。

疑难解答

高血压是遗传疾病吗?

答：有的高血压是遗传性的，但大多数都不是遗传造成的。比较常见的一种情况是，从小和父母生活在一起，生活习惯相同，不健康的生活习惯导致高血压。实际上，这是生活习惯的遗传。

低血压是什么原因造成的，与心脏有关吗?

答：造成低血压的原因非常多，同样有遗传的原因在里面，和心脏有关，和体内激素分泌也有关系。

高血压是否能通过运动和饮食调整恢复正常?

答：答案是肯定的。通过持之以恒的运动和膳食调整，让血压逐渐变得正常。当然，平时也要做好血压的监测。

低血压比高血压更危险吗?

答：低血压症状出现得比较突然，会产生短暂的晕厥，这种情况非常危险。高血压病情发展缓慢，平时通过一些不舒服的症状如头疼、头晕可以感受到。

高血压可以通过膳食调整进行控制，而低血压通过膳食调整则没有太大的改善，遇到低血压更需要注意。

健康体检
——身体健康的"预警器"

相信大家都做过健康体检，拿到体检报告后，很多指标和术语看不懂，还有许多人不知道体检项目应该如何选择，总觉得有些检查项目是没有必要的，索性就取消某一项或多项检查。如何做到对体检报告不再一知半解，如何做到对体检项目不再避重就轻呢？那就需要我们对健康体检有一个深入的了解。

扫一扫，看微课

体检报告的解读及体检项目选择

主讲人：杨洪涛

主任医师，石油中心医院副院长

关注体检中的健康信号

健康体检不等同于看病，健康体检就像是保险，在经济与健康之间为我们找到最佳的平衡点。

理论上，体检的项目越多越全面，检查结果的可信度越高。受限于成本效益，一般的健康检查无法涵盖所有的检查项目，也无法找出所有可能致病的危险因子或可能发生的疾病，但是有些指标虽然在正常范围内，也是可以动态判断我们的健康趋势的，比如骨密度值。

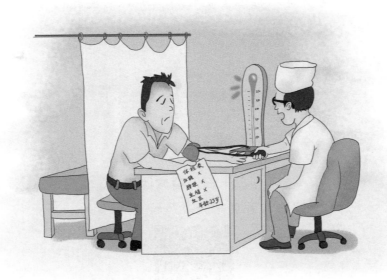

同时，体检过程充满变数，体检也受检查设备的优劣、医师的专业能力、检查技术的限制等因素影响。

做完健康检查后，需要做好以下几点。

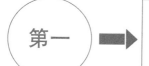 体检报告中建议要追踪检查的项目务必切实遵守，不能置之不顾。

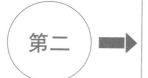 如果身体某部分出现异常，可找专科医生针对疑点进一步确定。

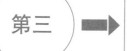 即使检查结果正常，身体如有任何异状或不适，也要马上就医。

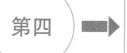 将每次的体检报告保留下来，建立自己的身体资料库。

轻松读懂体检报告单

在体检的项目中，有些内容最容易被体检者忽视，例如身高、体重、听力等。这些最基本的体检项目看似无关紧要，实际上对综合分析身体健康状况是必要且必需的。

每个检查项目都有对应的合格标准，检查指标在标准范围内视为健康，在标准范围外的需要引起重视，及时咨询医生，并进行相应治疗，使检查指标恢复正常值。

下面对各个检查项目的标准和内容进行说明，仅供参考。

身高、体重

该项检查用来计算体重指数。体重指数 = 体重（千克）÷ 身高（米）的平方。正常指数范围在 18.5 和 24 之间，在此区间之外应引起注意。

腰围

腰围的标准值是男生 ≤ 90 厘米，女生 ≤ 80 厘米。

血压

在未服抗高血压药物情况下，测量 2 ~ 3 次非同日血压，收缩压 ≥ 140 毫米汞柱、舒张压 ≥ 90 毫米汞柱即可诊断为高血压。理

想血压为收缩压 <120 毫米汞柱、舒张压 <80 毫米汞柱。

视力检查

视力低于 0.7 即表示视力异常，常见的视力异常是近视、远视、散光等屈光异常，异常者应到医院接受进一步检查。

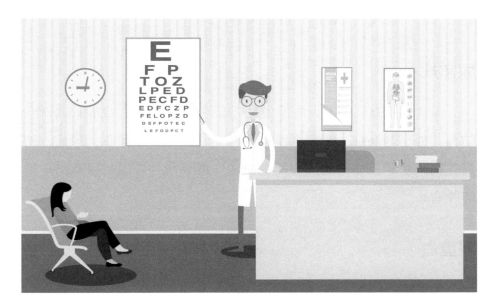

辨色力检查

辨色力异常绝大多数是由遗传造成的，只有极少部分是由药物中毒或眼部疾病所引起。辨色力异常，绝大多数情况是无法治疗的，不适合任职于某些岗位。

听力检查

造成听力损失的原因有遗传、疾病或先天缺陷、中耳炎、长期处于高噪音环境中、外力伤害、药物中毒及听觉器官自然老化等。

口腔检查

检查牙周健康情况、智齿情况、牙齿缺失情况以及有无龋齿、黏膜有无异常、口腔有无肿物或异常变化等，还可以帮助评价刷牙效果，给受检人以正确的口腔健康指导。

尿常规

尿常规检查能够发现体检者是否有泌尿系统炎症、结石、肿瘤、结核、外伤等病症。泌尿系统感染时，常有尿频、尿急、尿痛、腰痛等临床症状，如果出现无痛性血尿，需要格外警惕是否有泌尿系统肿瘤。

尿蛋白

如果患有感染、结核、肾炎、原发及继发肾病等，均可出现尿蛋白阳性，另外还要注意排除生理性蛋白尿（一般发生在剧烈运动、发热、寒冷、精神紧张等情况下）。体检者需根据临床症状及其他检查综合分析。

尿糖、尿酮体

尿糖阳性时需检查血糖。尿酮体阳性，同时空腹血糖正常或偏低，这种情况可能是饥饿性酮体；有糖尿病史或血糖明显增高，尿酮体阳性则可能是糖尿病酮症，这是糖尿病急性并发症的一种，需要警惕。

血常规

血红蛋白参考值男性为 120 ～ 160 克／升，女性为 110 ～ 150 克／升。红细胞参考值男性为 4.0×10^{12} ～ 5.5×10^{12}／升，女性为 3.5×10^{12} ～ 5.0×10^{12}／升。

白细胞

白细胞是机体的卫士，是机体最主要的免疫细胞，当病菌侵入人体时，白细胞会增多。因此体内白细胞数量的高低经常与感染有关。

血小板

血小板增多，可能是原发性血小板增多症、反应性增多（急性感染、溶血等），也可能是生成障碍、骨髓造血功能异常、放射损伤等，需动态观察。

便常规

便常规检查包括对标本的外观观察和显微镜检查两项，对消化道疾病和肠道寄生虫病的诊断和治疗观察有重要意义。不能因为嫌麻烦就忽视了此项检查。

肝功能

目前，肝功能在临床开展的试验种类繁多，每一种肝功能试验只能探查肝脏某一方面的某一种功能。肝功能检查主要有如下项目。

一是血清酶检查，主要反映肝细胞损伤情况。二是胆红素指标，反映肝脏分泌和排泄功能。三是蛋白指标，反映肝脏合成及贮存功能。四是肝纤维化指标，反映肝脏纤维化和肝硬化程度。

肾功能

肾功能检查的项目，比较常见的是通过抽血化验尿素氮、肌酐、尿酸的水平，来反映肾脏功能。尿素氮是蛋白质代谢的终末产物，主要经肾小球滤过而随尿排出，因此通过测定尿素氮的高低可观察肾小球的滤过功能。血肌酐浓度可在一定程度上准确反映肾小球滤过功能的损害程度。血肌酐增高提示急、慢性肾衰竭。血尿酸水平增高即为高尿酸血症。血尿酸主要有两个来源，80%是由体内合成的尿酸，20%来源于饮食中的尿酸。

因此，在高尿酸血症的形成过程中，内源性嘌呤代谢紊乱较外源性因素更为重要。

血脂检查

1. 总胆固醇

标准值2.9～5.68毫摩尔／升。过高容易导致动脉硬化、高血压、肾病变、胆道阻塞、中风等成人疾病。

2. 甘油三酯

标准值0.45～1.81毫摩尔／升，甘油三酯增高是动脉硬化性疾病的危险因子。甘油三酯过高和胆固醇一样会引起相关的疾病。

3. 低密度脂蛋白

标准值 0 ~ 3.64 毫摩尔／升，主要是将胆固醇由肝脏带到周边组织，称为"坏的胆固醇"。

4. 高密度脂蛋白

标准值 1.04 ~ 1.63 毫摩尔／升，主要是将周边组织的胆固醇带回肝脏代谢，称为"好的胆固醇"。

血糖检查

1. 空腹血糖

正常范围是 3.9 ~ 6.1 毫摩尔／升，餐后 2 小时血糖正常范围是 3.9 ~ 7.8 毫摩尔／升。

2. 糖化血红蛋白

正常小于 6.5%，取决于血糖水平、高血糖持续时间，其生成量与血糖浓度成正比，反映近 2 ~ 3 个月的平均血糖水平，但不能提示每天血糖的动态变化或低血糖发生的频率。

血糖偏低更危险，小于 2.8 毫摩尔／升则有患胰岛细胞瘤的风险。

心肌酶

心肌酶包括谷草转氨酶、乳酸脱氢酶、a－羟丁酸脱氢酶、肌酸磷酸激酶、肌酸激酶同工酶等。

1. 肌酸磷酸激酶

在骨骼肌、心肌中的含量最多，受性别、年龄、种族、生理状态的影响，运动后肌酸磷酸激酶明显增高，运动越剧烈、持续时间越长，升高越明显。

2. 肌酸激酶同工酶

主要存在于心肌中，在心肌梗死的临床诊断中具有重要的意义。

3. 乳酸脱氢酶

几乎存在于人体各种组织中，以心肌、骨骼肌、肝脏、肾脏含量最为丰富，具有较高的灵敏度，但特异性较差，多用于心脏、肝脏疾病及恶性肿瘤的诊断。

同型半胱氨酸

同型半胱氨酸是心脑血管疾病的危险因素，同时与 B 族维生素及叶酸的代谢相关，明显增高时可适当补充 B 族维生素及叶酸。

TCT（液基薄层细胞检查）

TCT 是一种宫颈癌细胞学检查技术，除了检出宫颈异常细胞，还能发现部分癌前病变、微生物感染等。

TCT 检查只是宫颈病变检查的第一步，一般来说，宫颈病变的诊断分为三步：TCT、阴道镜和病理学诊断。如果 TCT 显示有问题，那么女性就应该进一步做阴道镜或病理诊断，以便准确判断病情；但如果 TCT 检查结果为良性，后面的检查就不用再做了。

胸部X光检查

这是利用X光透视胸腔，侦测胸部是否有病变的检查。原理是通过X光照射，将胸腔内原来的三维空间结构投影显像在一张平面的X光片上，可以检查肺部炎症、结核、肿瘤、心脏大小等。建议应用低剂量螺旋CT筛查早期肺癌。

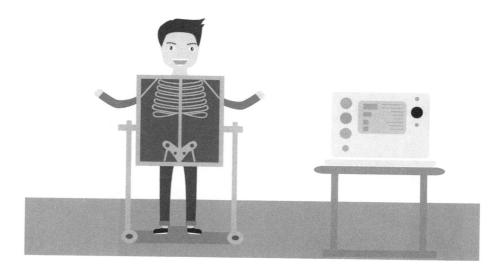

骨密度

在临床使用骨密度值时，通常用T值来判断骨密度是否正常。正常骨密度T值＞－1，骨量减少T值在－1～－2.5之间，骨质疏松T值＜－2.5，严重骨质疏松T值＜－2.5。

C13－呼气试验

C13－呼气试验是检测幽门螺杆菌的一种常用方法，正常范围DOB值＜4。幽门螺杆菌在全球自然人群的感染率超过50%，而幽门螺杆菌感染是慢性活动性胃炎、消化性溃疡、胃黏膜相关淋巴组织淋巴瘤和胃癌的主要致病因素。当然并不是说感染了幽门螺杆菌就会患以上疾病，只是阳性人群的患病率高于阴性人群。

心电图检查

1. 心律

正常人的心脏起搏点位于窦房结，所以将正常心律称为窦性心律。如果心脏的激动起源异常或传导异常，则称为心律失常。心率正常范围 60 ~ 100 次 / 分。

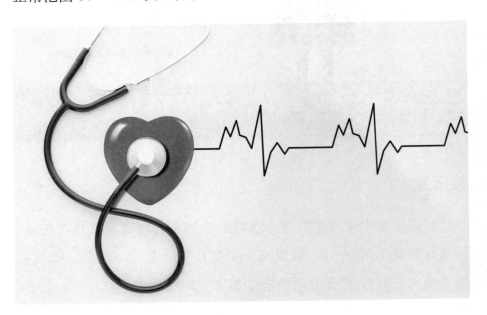

2. 心肌缺血

通常发生在冠状动脉粥样硬化的基础上。当心肌缺血时，可出现相关导联 ST–T 异常改变。但并不是所有的心电图 ST–T 改变都是心肌缺血引起的，有 ST-T 改变时，需要结合有无心绞痛症状及既往病史进行动态观察。

3. 早搏

又称期前收缩，是心脏的异位起搏点提前发出激动，导致心脏出现的一次提前收缩，也就是平时大家说的"心跳有间歇"，常见的早搏有房性早搏及室性早搏。偶发早搏多为功能性的，发作频繁时需要做动态心电图检查，明确早搏的性质及发生的频率。

超声检查

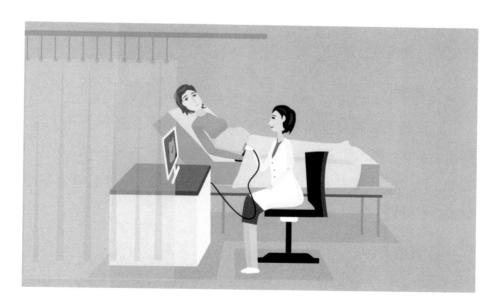

超声检查能够发现体内多个脏器的异常状况，为早期治疗提供依据。

1. 肝脏

超声检查能够发现脂肪肝，超声报告脂肪肝的比例很高。肝脏是人体重要的代谢器官，当你补充热量过多却没有足够的运动来消耗，多余的热量会转化成脂肪，堆积在肝脏形成脂肪肝，严重一点的脂肪肝会导致肝功能异常，甚至出现肝炎，进而往肝硬化、肝衰竭、肝癌的方向发展。不过大部分的人只是轻、中度的脂肪肝，只要开始减重，维持健康饮食，多运动就能有效改善。需要注意的是，原先患有乙型或丙型肝炎的慢性肝病患者，如果再患有脂肪肝，危险性会明显增加。

2. 血管瘤和肝囊肿（俗称水泡）

这是一种良性病变，在不影响肝功能的情况下，无须处理，进行动态观察，每年复查肝脏彩超即可。首次发现血管瘤，要注意和肝脏恶性肿瘤进行区分，必要时做加强 CT。

3. 胆囊

胆囊超声检查可以发现胆囊内病变。胆囊息肉分单发和多发，直径小于 0.8 厘米的需动态观察，每年复查彩超。直径在 0.8 ~ 1.0 厘米及以上时，考虑手术治疗。胆囊结石根据结石大小、有无临床症状进行处理。

4. 肾脏囊肿

良性无须特殊处理，多囊肾有可能影响肾功能。肾结石、输尿管结石需根据结石大小、有无临床症状进行处理。

5. 前列腺

通过超声检查能够发现前列腺是否有增生和占位的问题，如果有，需要结合有无临床症状（尿频、尿急、夜尿增多、排尿费力、排尿淋漓不尽等）进行处理。平时需忌烟酒及辛辣食物，多喝水，多运动，不宜久坐及憋尿。症状明显时适当用药，具体用药需咨询医生。

6. 子宫

妇科最常见的子宫良性肿瘤就是子宫肌瘤，30 岁以上妇女罹患子宫肌瘤的比例高达 20%，40 ~ 50 岁妇女发生率更高达 30%，子宫肌瘤是子宫肌肉层细胞受雌激素刺激过度增生而形成的良性肿瘤，大部分不需要处理，只要定期追踪即可。但如果经血量多到导致贫血，或肌瘤大到压迫膀胱、直肠，影响受精卵着床，或是肌瘤生长速度太快，怀疑有恶性病变，需要考虑通过手术摘除。

7. 卵巢

卵巢有些囊肿是功能性的，像是排卵期尚未萎缩的囊泡，通常体检中心的医生会建议体检者下次月经结束后再去妇产科追踪检查，有些人再去检查时会发现囊肿消失了。而巧克力囊肿则是子宫内膜异位症的一种，通常建议进行药物控制或手术治疗。无论肌瘤或囊肿，都要到妇产科定期追踪检查。

8. 甲状腺

随机选择的人群中，甲状腺结节检出率高达 19% ~ 67%，女性及老年人群更为多见。具体需观察结节为单发还是多发以及结节的大小、边界、血流、钙化等情况，还要注意结节的动态变化和甲状腺功能的变化情况。甲状腺弥漫性病变需定期观察，如果甲状腺功能变化，则需进一步检查甲状腺自身抗体、甲状腺过氧化物酶抗体 (TPOAb) 和甲状腺球蛋白抗体 (TgAb)。

体检做得好，大病不来找

深度体检是对身体的一个全面的、透彻的检查，深度体检的检查项目和项目类型比较多。我们除了进行常规体检外，还需要做更多详细的、高端的体检项目，发现藏匿较深的疾病，及早进行治疗。

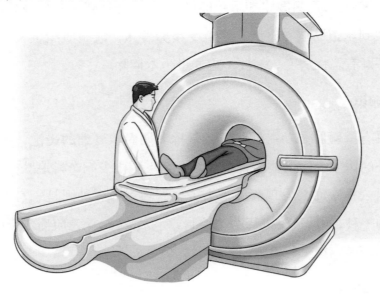

在深度体检中，慢性病和肿瘤的检查是深度体检的重要项目之一，如高血压风险筛查、冠心病风险筛查、脑血管疾病风险筛查、2型糖尿病风险筛查、肿瘤筛查等。深度体检能够帮助人们更早的发现体内的严重病变，延长病患的寿命，提升生活质量，是非常有必要的健康检查。

温馨提示

（1）体检前一天晚 8 点后请勿进食，不喝咖啡、浓茶等刺激性饮料，不熬夜，保持充足睡眠。

（2）体检当日早晨禁食水（常服药者可照常服药，请勿擅自停药），停止晨练。

（3）请勿穿太紧身的衣服以及有金属饰物的上衣、文胸，请勿佩戴金属饰物，以免影响医生的检查与判断。

（4）怀孕女性或近期计划怀孕者体检不做 X 线检查。

（5）如患感冒或服用抗生素、中药等，应停药三天，待症状缓解后再检查。

（6）不要隐瞒病史。

（7）携带身份证。